AF286953

Gustav Zimmermann

Die Mechanik des Hörens und ihre Störungen

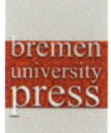

bremen
university
press

Gustav Zimmermann

Die Mechanik des Hörens und ihre Störungen

ISBN/EAN: 9783955622602

Auflage: 1

Erscheinungsjahr: 2013

Erscheinungsort: Bremen, Deutschland

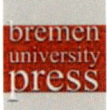
bremen
university
press

DIE
MECHANIK DES HÖRENS

UND

IHRE STÖRUNGEN.

VON

Dr. med. GUSTAV ZIMMERMANN,
OHRENARZT IN DRESDEN.

———

MIT VIER ABBILDUNGEN IM TEXT.

WIESBADEN.
VERLAG VON J. F. BERGMANN.
1900.

Vorwort.

Die vorliegende Arbeit will das gesammte Material zur Darstellung bringen, welches mich vor einiger Zeit veranlasste, neue Gesichtspunkte für die funktionelle Leistung der Gehörknöchelchenkette geltend zu machen.

Die Theorieen von Joh. Müller und von Helmholtz, welche beide nach dem Stand damaliger klinischer Beobachtungen die Kette als den nothwendigen Schallzuleitungsapparat zum innern Ohr aufzufassen lehrten und welche auch bis heute noch die einzig massgebenden sind, erfordern schon um deswillen eine Nachprüfung, weil sie selber in sich principielle und ungelöste Widersprüche enthalten. Die Forderung wird um so dringlicher, als neuere — besonders von Bezold betonte klinische Thatsachen, so sehr man sie auch mit der Ueberlieferung in Einklang zu bringen sucht, nur dazu dienen können, die Richtigkeit jener Theorieen in Frage zu stellen.

Die folgenden Darlegungen führen unter Heraushebung dessen, was beiden Theorieen thatsächlich Richtiges zu Grunde liegt, zu einer vollen Auflösung ihrer Widersprüche, aber im Sinne eines anders und viel höher organisirten Mechanismus, und scheinen damit zugleich alle Gegensätzlichkeiten und Lücken zu beheben, die bisher in der Physiologie und Pathologie des Gehörorgans nicht zu verkennen sind. Und es darf die Erwartung ausgesprochen werden, dass dadurch auch der Therapie und gerade der bis jetzt noch ganz unzugänglichen funktionellen Therapie sich neue und aussichtsvolle Bahnen erschliessen.

Dass eine Arbeit wie die vorliegende nur den Grundstock errichtet, verhehle ich mir nicht; zum vollen Ausbau bedarf es noch der Erledigung einiger experimenteller und klinischer Fragen, die mich seit langem beschäftigen, und ist in nicht geringem Maasse die Mitarbeit aller derer erforderlich, denen ein grösseres klinisches Material und das Inventar physikalischer und physiologischer Institute zur Verfügung steht. Jeden Hinweis auf noch offene und streitige Punkte werde ich deshalb dankbar begrüssen.

An dieser Stelle habe ich noch besonderen Dank zu sagen Herrn Prof. Th. W. Engelmann und Herrn Prof. A. König in Berlin, die gütigst die Correkturbogen der ganzen Arbeit ihrer Durchsicht unterzogen haben, und Herrn Prof. D. Barfurth in Rostock, der die grosse Freundlichkeit hatte, den anatomischen Theil des Buches durchzusehen.

Dr. Gustav Zimmermann.

Dresden, August 1900.

Inhalt.

1.

Dem Gehörorgan im engeren Sinne, — der Endausbreitung des Nervus acusticus in der Schläfenbeinpyramide — ist ein System von lufthaltigen Hohlzellen und Canälen vorgelagert, die sämmtlich mit der äusseren Luft in mehr oder weniger offenem Zusammenhang stehen.

Am unmittelbarsten dringt die Luft ins Schläfenbein auf dem Wege des äusseren Gehörgangs. Dieser senkt sich auf der Hinterseite des Kiefergelenks, zwischen ihm und dem Proc. mastoideus des Schläfenbeins sicher geschützt in die Tiefe. Er setzt sich beim Erwachsenen aus zwei Abschnitten zusammen: dem inneren knöchernen Abschnitt, welcher aus dem rinnenförmigen Paukenbein mit der Schuppe als Dach und dem Proc. mastoideus als hinterer Wand gebildet wird und dem äusseren knorpligen Abschnitt, dessen Grundlage, eine faserknorplige Platte, durch ein oben hinten eingeschobenes fibröses Gewebe zu einer kurzen Röhre ergänzt wird und sich nach aussen zunächst zu dem klappenartigen Vorsprung des Tragus und weiterhin zur Ohr-

muschel entfaltet. Der im ganzen transversal gerichtete Verlauf
des äusseren Gehörgangs weicht durch Biegungen je in frontaler
und horizontaler Richtung von der geraden Linie ab und zwingt
die eintretende Luft zu mannigfachen Brechungen. Während ein
Durchschnitt in frontaler Richtung einen einfachen mehr oder
weniger sanften Bogen nach aufwärts erkennen lässt, ist die Biegung
in der Horizontalen etwa bajonettförmig gestaltet, indem der knorplige Theil stumpfwinklig gebogen ist mit vorwärts gerichtetem
Scheitel und der knöcherne Theil der äusseren Hälfte des knorpligen parallel verläuft.[1]) Erst künstlich gelingt es durch Abziehen
der Ohrmuschel nach oben und hinten den knorpligen Gehörgang
in die Richtung des zur Medianebene schräg nach innen vorn
ziehenden knöchernen einzustellen und dadurch die tieferen
Partieen des letzteren direkt zugänglich zu machen. Aber auch dann
stellt der Gehörgang kein gleichförmig cylindrisches oder kegel-
förmiges Rohr dar, sondern zeigt an verschiedenen Stellen verschiedene Weiten. Die Lichtung des Ganges, ungefähr elliptisch
mit vertikalem längsten Durchmesser, ist im Eingang am weitesten
und nimmt von da in allen Durchmessern ab, um am Ende des
knorpligen Gehörgangs am engsten zu werden. Im Anfang des
knöchernen Theils erweitert sich das Lumen wieder beträchtlich,
verjüngt sich dann gegen das Ende, um im Trommelfellfalz
seine grössten Dimensionen zu erreichen. Die einzelnen Durchmesser unterliegen nicht nur bei verschiedenen Individuen, sondern
zuweilen auch auf beiden Ohren desselben Individuums vielfachen Abweichungen. Ebenso schwankend sind im Einzelnen
die Maasse der Ausdehnung in die Tiefe. Messungen der Entfernung der Tragusecke vom inneren Ende der vorderen Gehörgangswand ergeben beim Erwachsenen als Durchschnittswerthe
etwa 3,5 cm.

Es erscheint diese Ausdehnung in die Tiefe genügend, um
eine ausreichende Anwärmung der eintretenden Aussenluft durch

---

[1]) Henle, Grundr. d. Anat. 80. II. 222.

Wärmeabgabe von Seiten der unter Körpertemperatur stehenden Wandungen herbeizuführen und vermittelst der verschiedenen Wölbungen und Krümmungen des Gehörgangs auch einigermaassen gleichbleibend zu erhalten. In diesem Sinne ist auch die Art und Weise der Gehörgangsauskleidung bedeutungsvoll. Während sie in der Tiefe von nur geringer Mächtigkeit und mit dem Periost zu einer zarten silberglänzenden Haut verschmolzen ist, zeigt sie nahe der äusseren Mündung neben den dort reichlich vorhandenen Talgdrüsen und den specifischen Ohrenschmalzdrüsen stark entwickelte Haare, die oft büschelartig hervorstehen. Im Verein mit der ganzen Configuration des Gehörgangs tragen sie dazu bei, die Wärme in der Tiefe zurückzuhalten und die Wirkungen allzustark bewegter Luft zu brechen.

Anders liegen die anatomischen Verhältnisse im kindlichen Schläfenbein.[1] Beim Neugeborenen, wo das Paukenbein nur einen aufwärts offenen, mit seinen Enden an die Schuppe angewachsenen Ring darstellt, ist der Gehörgang ein kurzer Schlauch, dessen Wände sich gegenseitig berühren und nur einen schmalen mit abgestossenen Epithelzellen erfüllten Spalt zwischen sich fassen. Erst allmählich wird das fibröse Gewebe, welches anfänglich die Verbindung mit dem knorpligen Theil herstellt, durch vom Paukenring hineinwachsenden Knochen substituirt und damit der Paukenring zu der nach aufwärts ausgehöhlten Rinne des Paukenbeins umgestaltet. Zugleich fängt die horizontale Abknickung an, erkennbar zu werden, und etwa bis zum dritten Jahr ist dann auch der Bogen in frontaler Richtung vollendet.

Im Grunde des äusseren Gehörgangs bildet die etwa kreisrunde Membran des Trommelfells sein blindes Ende und den Durchgang zu den weiter innen gelegenen Hohlräumen des Mittelohrs. Entsprechend dem schräg abgestutzten inneren Ende des

---

[1] Zuckerkandl, Makr. Anat. Handb. d. Ohrenheilk. 92, S. 9.

1*

knöchernen Gehörgangs ist das Trommelfell nicht senkrecht
zur Axe des Gehörgangs eingelassen, sondern stösst mit dessen
oberer und hinterer Wand unter einem stumpfen, mit der
unteren und vorderen Wand unter einem spitzen Winkel zusammen. Dabei ist die Membran nicht flach in einer Ebene
ausgespannt, sondern nach der Mitte zu etwas eingezogen in
Gestalt eines flachen Trichters, dessen Seitenwandungen ausserdem nach aussen convex gewölbt sind. Diese Oberflächen-
gestaltung des Trommelfells ist dadurch bedingt, dass seinem
Mittelpunkt und einem schräg nach vorn oben ziehenden Radius
das schlanke untere Ende des äussersten Gehörknöchelchens,
der Handgriff des Hammers, eingewebt ist. Mit dem Hammergriff und dem Paukenbein bildet das Trommelfell eine straffe
Syndesmose, die in bestimmten engen Grenzen eine Verschieb-
lichkeit des einen Knochens gegen den andern verstattet, je
nach der Elasticität des verbindenden Gewebes. Dies besteht,
wie bei andern Ligamenten, aus einer Vereinigung von Binde-
gewebsfibrillen, denen in geringer Zahl elastische Fasern bei-
gemengt sind. Sie setzen die Lamina propria des Trommelfells
zusammen und sind hier in zwei Lagen von bestimmten Richtungen
angeordnet: einer äusseren Lage radiär verlaufender Fasern
und einer inneren Lage von circulären Fasern. Auf beiden
Seiten erhält die Lamina propria je einen Ueberzug, aussen von
der Cutis des knöchernen Gehörgangs, innen von der Mucosa
der inneren lufthaltigen Hohlräume. Nur an einer Stelle, dem
vom kurzen Hammerfortsatz nach oben gehenden Sector, fehlt
die Membrana propria, hier liegen der Cutis- und Schleimhaut-
überzug unvermittelt auf einander und heften sich an den
falzlosen Margo tympanicus der Schuppe. Die Dicke des
Trommelfells beträgt 0,1 mm, ausgenommen an den Ansatz-
linien, wo es sich dem Knochen inserirt. Sowohl in der
Peripherie, wo die Membran sich zum Ringwulst am Pauken-
beinfalz verdickt, wie an der Insertion am Hammergriff ist

sie durch grössere Mächtigkeit ausgezeichnet. An beiden Stellen erfolgt die Insertion durch Vermittelung von Knorpelgewebe, entsprechend den Zug- und Druckwirkungen, welche durch die Bewegungen in einer Syndesmose bedingt sind.

Durch das Trommelfell führt der Weg in das grössere System von Hohlräumen, welche weiter innen das Felsenbein durchsetzen und welche, wie der äussere Gehörgang, mit erwärmter atmosphärischer Luft erfüllt sind. Die Luftzufuhr erfolgt auf dem Umweg der eingeathmeten Luft vom Nasenrachenraum. Von hier führt schräg nach aussen hinten aufsteigend das Ventilationsrohr der Tuba anditiva ins Mittelohr. Die Tube, im Ganzen etwa $3^1/_2$ cm lang, besteht, wie der Gehörgang, aus zwei Abschnitten, einem — vom Mittelohr aus gerechnet — inneren knöchernen und einem äusseren knorpligen, die am Isthmus in einem abwärts offenen sehr stumpfen Winkel zusammenstossen, und ist mit einer Schleimhaut ausgekleidet, welche mit der Entfernung vom Mittelohr an Mächtigkeit zunimmt und gleichzeitig reichlicher mit Drüsen und Lymphfollikeln ausgestattet wird. Das Tubenlumen, im knöchernen Theil wegen der Starrheit der Wandungen unveränderlich und etwa 2 mm klaffend, ist im knorpligen Theil durch Aufeinanderliegen der Wandungen aufgehoben. Es stellt sich am ostium pharyngeum als eine vertikale Spalte mit am oberen Ende kreisförmiger Einsenkung dar. Erst wenn durch Muscelcontraktion, z. B. beim Schlingen die laterale Wand der Tubenmündung abducirt wird, klafft auch der knorplige Theil und ist ein Luftaustausch zwischen dem Nasenrachen und dem pneumatischen Zellensystem im Felsenbein ermöglicht.

Der gemeinsame Mittelpunkt dieser Zellen ist das Mittelohr, dessen Gestalt einem niedrigen, vierseitigen Prisma mit senkrecht gestellter Grundfläche zu vergleichen ist. Hier münden alle die Hohlräume, welche nicht nur den ganzen Warzenfortsatz erfüllen, sondern auch in der oberen Gehörgangswand, in der

Wurzel des Jochbogens und weit nach innen in der Felsenbein-
pyramide sich vorfinden. Sie umspinnen in verschieden weiter
Circumferenz die im Felsenbein ausgesparte und durch ihre
elfenbeinartige Härte und Farbe ausgezeichnete Labyrinthkapsel.
Nur deren äussere Wand ist frei von Hohlzellen und bildet mit
ihrem grösseren vorderen Abschnitt die mediale Paukenwand.
Sie springt leicht convex gewölbt als Promontorium in das Mittelohr vor, stösst unten auf den unebenen Paukenboden, der von
der Kuppel der Fossa jugularis getragen wird, und stösst nach
vorn mit der schmalen, vom aufsteigenden canalis caroticus
gebildeten Vorderwand zusammen. Nach rückwärts fällt das
Promontorium mässig steil ab und wird an dieser Stelle von
zwei Oeffnungen, den beiden Fenstern, durchbrochen. Das ovale
oder Vorhofsfenster liegt am macerirten Schläfenbein im Grunde
eines 2 mm tiefen Grübchens frei erkennbar da; während unterhalb
von ihm der Zugang zum runden oder Schneckenfenster durch
eine dicke, überhängende Schale Promontorium verdeckt ist und
der Fensterrahmen selbst im oberen Fundus einer tunnelförmig
nach oben und innen aufsteigenden Bucht sicher geschützt liegt.
Die Ebene des Schneckenfensters bildet mit jener des Vorhof-
fensters nahezu einen rechten Winkel und steht fast parallel
zum Boden der Paukenhöhle. Hinter den beiden Fensteröffnungen noch in der Flucht der medialen Paukenwand verläuft
in leichtem Bogen nach vorn der deutlich ausgeprägte Wulst,
welcher durch die Aussenwand des Facialis gebildet wird. Der
obere Rand dieses Wulstes bildet in der Ecke, wo die mediale
und die hintere Paukenwand sich treffen, die Schwelle, über
welche von hinten her die lufthaltigen und vielfach communi-
cirenden Hohlräume des Warzenfortsatzes durch Vermittelung
ihres grössten Hohlraumes, des Antrum mastoideum, einmünden.
Der Warzenfortsatz mit seinem Reichthum von Schall und Wärme
gleich gut zurückhaltenden Zellen bildet, wie für den Gehörgang
so auch weiter innen für die Pauke die hintere Wand und ist,

indem er zahlreiche communicirende Hohlräume in die obere Gehörgangswand aussendet, zugleich an dem Aufbau der lateralen Paukenwand betheiligt. Diese wird zwar zum grösseren Theile vom Trommelfell eingenommen, besteht aber oberhalb von ihm noch aus dem halbmondförmigen, zellendurchsetzten Feld des Schuppenbeins. Dadurch entsteht nach innen und oben vom Trommelfell, indem auch die mediale Paukenwand nach oben sich fortsetzt, und zugleich die Tabula interna der Schädelkapsel sich horizontal als Tegmen tympani darüber legt, ein Hohlraum, der die höchste Stelle des Mittelohrs ist und als sein Recessus epitympanicus oder Atticus unterschieden wird.

Er erhält seine besondere Bedeutung dadurch, dass in ihm die Hauptmasse der Gehörknöchelchen untergebracht ist. Der dem Trommelfell eingewebte Hammerstiel schnürt sich oberhalb des nach aussen ragenden kurzen Fortsatzes auf einer kurzen Strecke als Hammerhals ab und verdickt sich weiter nach oben zu dem abgerundet keulenförmigen Kopf, der meist durch ein kurzes Haftband, das Lig. mallei sup., gegen das Tegmen tympani locker fixirt ist. Die funktionell wichtigste Fixation bekommt der Hammer — abgesehen von dem Lig. mallei ant. und einigen mehr inconstanten Bandverbindungen — durch das Lig. mallei radiatum (Henle), welches aus zwei Abtheilungen besteht, »von denen die vordere von der Spina tympan. post., die hintere mit convergirenden Bündeln vom Margo tympan. der Schläfenbeinschuppe entspringt. Beide bilden, an dem Hals des Hammers sich inserirend, die Axe, um welche derselbe sich dreht.« Pendelt in Folge eines ausgeübten Drucks der Hammergriff nach innen, so macht der Hammerkopf gleichzeitig in umgekehrter Richtung einen Ausschlag nach aussen. Mit der Hinterseite des Hammerkopfs artikulirt nun eine entsprechend ausgehöhlte Gelenkfacette des Körpers des zweiten Gehörknöchelchens, des Amboss. Dieser stützt sich mit einem kürzeren horizontal gestellten Fortsatz auf die Hinterwand der Pauke, wo die Schwelle zum Antrum mastoideum liegt, und sendet einen längeren Fortsatz parallel dem Hammergriff nach unten.

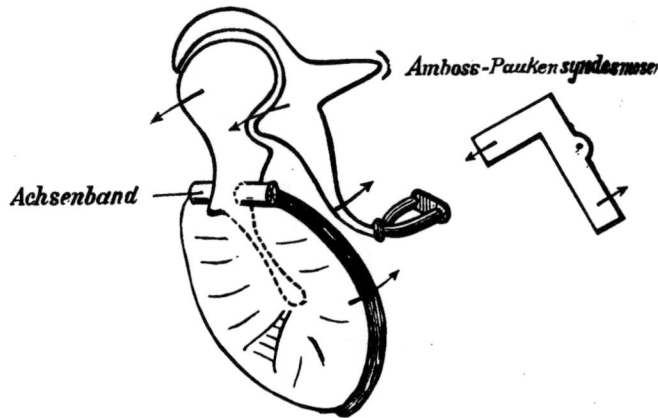

Fig. 1.   Schema der Knöchelchenkette.

Am Körper des Amboss springt unterhalb der Gelenkfläche eine kleine Zacke vor, auf deren Bedeutung für die Mechanik des Hammerambossgelenkes zuerst Helmholtz hingewiesen hat. Es greift nämlich die Zacke in eine entsprechende Vertiefung an der inneren Seite des Hammers und bewirkt wie ein Sperrzahn, dass, wenn der Hammerkopf nach aussen pendelt, er den Ambosskörper in dieser Richtung mitnimmt, während bei Einwärtspendeln des Hammerkopfs sich der Sperrzahn aus dem Lager abwickeln und mitsammt dem Amboss relativ in Ruhe bleiben kann.   Für die Bewegungen des Amboss bildet die Verbindung der überknorpelten Spitze seines kurzen Fortsatzes mit der Paukenwand als Syndesmose eine Art Charnier, in welchem die Bewegungen erfolgen.   Wie bei einem Winkelhebel, dessen einer Arm in einem Charnier drehbar ist, geht, wenn der Ambosskörper nach aussen bewegt wird, sein langer Fortsatz nach innen, während der kurze Fortsatz, wo er sich aufstützt, das Hypomochlion ist, um das die Drehung stattfindet.   Das untere Ende des langen Fortsatzes, der Proc. lenticularis, ist durch ein Kugelgelenk vereinigt mit dem dritten und innersten Gehörknöchelchen, dem Steigbügel, dessen Köpfchen die ausgehöhlte Gelenkpfanne trägt und dessen Fussplatte in den Rahmen des Vorhofsfensters mittelst des Lig. annulare eingelassen ist. Das Ringband ist im hinteren Umfang am schmälsten und zugleich etwas stärker entwickelt, so dass die spritzenstempelartige Bewegung nach innen und aussen vergesellschaftet ist mit einer Drehung um das hintere Ende als Drehpunkt.

Die Gesammtheit der 3 Knöchelchen mit den zwei eingeschobenen echten Gelenken und den verschiedenen Bandverbindungen mit den Mittelohrwänden wird als Gehörknöchelchenkette zusammengefasst. Als die Aufgabe dieses complicirten Mechanismuss erscheint es, die Stellung seiner Endplatte, der Steigbügelfussplatte im Vorhofsfenster variiren zu können. Nach dem Obengesagten müssen Einwirkungen, welche eine Verschiebung des Hammerstiels und des Trommelfells herbeiführen, eine gleichsinnige auch der Steigbügelplatte auslösen; doch mit der Beschränkung, dass, wenn z. B. durch forcirte Lufteintreibungen von der Tuba auditiva aus das Trommelfell nach aussen gerückt wird, dieser Bewegung die Steigbügelplatte nicht zu folgen braucht. Das macht besonders die Construktion des Hammerambossgelenkes vermeidbar. In der anderen Richtung bewegt sich bei entsprechender Antriebsstärke die Kette stets als Ganzes und wird jedes Einwärtsrücken des Trommelfells prompt mit einem Einwärtsrücken auch der Steigbügelplatte beantwortet; selbstverständlich wird die Kraftübersetzung beeinflusst durch die Energieverluste, welche die Widerstände in den Syndesmosen und Gelenken mit sich bringen und durch die Aenderungen der Energieform, welche durch die verschiedene Länge der Hebelarme bedingt sind.

Lageänderungen der Steigbügelplatte können nicht blos ausgelöst werden, passiv, durch den Druck der Luftbewegungen im äusseren Gehörgang, sondern können, aktiv, auch eingeleitet

werden durch den Zug zweier quergestreifter Muskeln im
mittleren Ohr. Der eine, der Tensor tympani, der vom Tuben-
dach in der oberen Abteilung des Can. musculotubarius hinzieht,
inserirt sich mit seiner Sehne, rechtwinkelig um den Rand des
Proc. cochleariformis nach aussen umbiegend an der medialen Seite
des Hammergriffs unterhalb des oberen Trommelfellrandes. Er
wird innervirt von motorischen Trigeminusfasern aus dem Ganglion
oticum. Bei seiner Contraktion geben die Trommelfellfasern
nach, und tritt der Hammerstiel, und damit gleichzeitig die Steigbügelplatte, nach innen. Der andere Binnenmuskel, der Stapedius,
entspringt hinter dem Schneckenfenster im Grunde der Eminentia
stapedii und sendet durch die Oeffnung derselben seine dünne
Sehne zum Köpfchen des Steigbügels. Er wird von einem Zweige
aus dem N. facialis innervirt und zieht bei seiner Contraktion
das Steigbügelköpfchen nach hinten und aussen. Damit wird
die Steigbügelplatte nicht nur einfach parallel zu ihrer gewöhnlichen Mittellage nach aussen verlagert, sondern zugleich auch
mit ihrem vorderen Ende um das hintere Ende als Hypomochlion
etwas herausgehebelt. Beide Muskeln sind Antagonisten in
Ansehung ihrer Wirkung auf die Steigbügelplatte, beide werden
jeder von einem andern Nerven in Thätigkeit gesetzt.

Alle diese Bildungen und Mechanismen — sowohl des mittleren Ohrs als des äusseren Gehörgangs — sind accessorischer
Natur und finden ihren letzten Grund in den Beziehungen, in
welchen sie zum inneren Ohr, dem Gehörorgan im engeren
Sinne, stehen.

Dieses stellt sich, im Gegensatz zu den ihm vorgelagerten
Einsenkungen der äusseren Luft, dar als ein System von wasser-
umgebenen und wassererfüllten Bläschen und Röhren, deren
Wände an bestimmten Stellen die Nervenausbreitung tragen, und
ist eingelassen in den elfenbeinharten Knochenkern der sonst
spongiösen oder pneumatischen Schläfenbeinpyramide. Der
Knochenkern entspricht in seinem Inneren, wie das Negativ eines

Gypsabgusses, ziemlich getreu den Formen des in ihm enthaltenen zarten häutigen Labyrinths. Seinen grössten Binnenraum bildet eine kesselartige Höhle, das Vestibulum, in welches von hinten die Bogengänge münden, und das nach vorn in die Schnecke sich fortsetzt. Die drei knöchernen Bogengänge, die je wie ein nicht völlig geschlossener Hohlring mit dem einen Ende an der Hinterwand des Vestibulum entspringen und mit dem andern dorthin wieder einmünden, stehen in den drei Ebenen des Raumes senkrecht zu einander. Sie enthalten in der wässrigen Flüssigkeit, die sie erfüllt, der Perilymphe, ein in sich geschlossenes und mit gleichartiger Flüssigkeit, der Endolymphe, erfülltes Röhrensystem, die häutigen Bogengänge, welche theils durch zarte bindegewebige Stränge in der Perilymphe suspendirt, theils an dem vom Krümmungsmittelpunkte entferntesten Theil der knöchernen Wand mit deren Periost eng verwachsen sind. Die häutigen Bogengänge fliessen nach vorn zusammen in einem grösseren elliptischen Bläschen, dem Utriculus, welches neben einem kleineren rundlichen Bläschen, dem Sacculus, den Hauptinhalt des Vestibulum ausmacht. Beide sind rings von derselben Perilymphe, wie die Bogengänge umgeben, bis auf ihre Anheftung an der medialen Vestibularwand, mit der sie durch feine Gefäss- und Nervenzweige und ein zartes netzförmiges Bindegewebe verbunden sind. Sie hängen untereinander durch Verbindungskanälchen zusammen, die sich zum Ductus endolymphaticus im knöchernen Aquaeductus vestibuli vereinigen und ihr blindsackförmiges Ende in dem Sacculus endolymphaticus zwischen den Durablättern auf der hinteren Pyramidenfläche finden. — Die die Bläschen und ihre Anhangsgebilde umspülende Perilymphe steht durch den Ductus perilymphaticus im Aquaeductus cochleae in offenem Zusammenhang mit dem Schädellymphraum der Arachnoidealräume an der hinteren äusseren Pyramidenfläche. — Der Sacculus zieht sich an seiner Unterfläche zu einem kurzen auf dem Periost des Vestibulum verlaufenden

Röhrchen, dem Canalis reuniens, aus, welches die Communikation der Endolymphe mit dem fürs Gehör wichtigsten aller häutigen Gebilde, mit dem Ductus cochlearis in der nach vorn vom Vestibulum gelegenen Schnecke, vermittelt.

Projicirt man am macerirten Schläfenbein in der Achse des knöchernen Gehörgangs dessen inneren Umkreis, wie er in vivo durch das Trommelfell ausgefüllt wird, auf die mediale Pauken- wand, so wird hier eine annähernd kreisförmige Fläche um- schrieben, deren vordere Grenze dem Verlauf des darunter liegenden canalis Caroticus entspricht und die hinten mit der abfallenden Wölbung des Promontorium. abschliesst. In diese Projektionsfläche fallen die beiden Fensteröffnungen nicht hinein, sie liegen nach hinten und oben davon und werden von den der hinteren Gehörgangswand parallel einfallenden Projektions- strahlen nicht getroffen; sie werden erst sichtbar, wenn man diagonal in der Richtung von vorn unten nach oben hinten durch den Gehörgang visirt. Diese Projektionsfläche bildet die äussere Wand der Schnecke. Alle Bewegungen und Erschütte- rungen der Luft, welche in der Richtung des knöchernen Gehör- gangs ins Mittelohr sich fortsetzen, treffen unmittelbar auf diese ihnen gegenüberliegende Wand und theilen sich ihr und ihrem gerade dahinter liegenden Binnenraum mit.

Dieser Binnenraum ist die Schnecke, die schon anatomisch durch die Art ihrer Abschliessung gegen das übrige Labyrinth eine ganz selbständige Stellung für sich in Anspruch nimmt. Eichler[1]) hat zuerst darauf hingewiesen, dass sie allseitig von einer ganz eigenartigen Hülle umgeben ist, die sowohl gegen den sie umschliessenden Knochen sie abgrenzt, als auch an dem Auf- bau ihres inneren Stützgerüstes betheiligt ist. »Bettet man ein menschliches Labyrinth in Celloidin ein und macerirt es mit 20% Kalilauge so zerfallen nach kurzer Zeit der Warzentheil,

---

[1]) O. Eichler, Anat. Unters. über die Wege des Blutstromes im mensch- lichen Ohrlabyrinth. Leipzig, 92.

der innere Gehörgang, der Vorhof und die Bogengänge in eine grobe, bröckliche Masse, die aus phosphorsaurem Kalk und collagenem Bindegewebe besteht. Die Schnecke allein bleibt übrig und sie zeigt sich umhüllt von einer Membran.« E i c h l e r hat diese Membran weiter untersucht und gefunden, dass sie aus drei unterscheidbaren Lagen besteht. Die äussere bildet die Kapsel und die Grundlage für den Deckknochen, die mittlere ist ein zierliches Gitterwerk, dessen Lücken Gefässe und Fett enthalten, und die innere Lage, für die E i c h l e r den Namen Grundhaut vorschlägt, bildet die Stützlage für die centralen Bestandtheile der Schnecke. Chemisch zeigt die Membran eine ausserordentliche Widerstandsfähigkeit, sie ist unzerstörbar durch $20\,^0/_0$ Kalilauge und nähert sich dadurch in ihrem Verhalten dem elastischen Gewebe, welches sie aber noch darin übertrifft. dass sie in Pepsin-Salzsäure unverdaulich ist. Das Vorhandensein dieser Membran schafft ein in sich völlig abgeschlossenes Gefässsystem und ist bedeutungsvoll in physiologischer Beziehung und für manche Vorgänge pathologischer Natur.

Das Innere der auf diese Weise eingehülsten Schnecke ist ein Hohlraum, der wie ein Wendeltreppengang um einen Mittelpfeiler sich in $2^1/_2$ Windung um eine breite centrale Spindel, den aus porösem Knochen bestehenden Modiolus, herumzieht. Die Windungen liegen sich verengernd stufenartig übereinander, enden nach oben kuppelförmig und formen so einen niedrigen Kegel, dessen Basis etwa 7—8 mm Durchmesser hat, dessen Höhe 4—5 mm beträgt. Dieser Kegel liegt mit seiner Axe horizontal, die Spitze nach vorn dem Canalis caroticus zugewandt, die Basis nach hinten und innen den Grund des inneren Gehörgangs bildend. Vom inneren Gehörgang treten durch die Basis in feinen Röhrchen die Nervenbündel des N. cochlearis in den Modiolus ein, steigen in ihm auf und biegen successive von ihm nach aussen um, um an dem freien Ende und zwischen den beiden Lamellen einer Leiste auszutreten, welche den Modiolus spiralig umzieht und von ihm bis in die Mitte des Lumens der Windungen vorspringt. Diese Leiste ist die Lamina spiralis. Sie geht unmittelbar aus dem horizontalgelegenen Boden des Vestibulum ab, zunächst in gleicher Flucht mit ihm, biegt sich dann vertikal um, so dass sie auf dem Modiolus senkrecht steht und endigt am obersten Ende, indem sie sich vom Modiolus loslöst, als frei in die letzte Windung ragendes Häkchen, Hamulus.

Der ganze Hohlraum der Schnecke ist mit der perilymphatischen Flüssigkeit erfüllt, welche auch im übrigen Labyrinth einen Theil seines Inhalts ausmacht. In diese Perilymphe ist nun durch die ganze Ausdehnung der Schneckenwindungen ein endolymphatischer Schlauch, der Ductus cochlearis eingetragen, dessen eines Ende mit dem Vorhofblindsack im

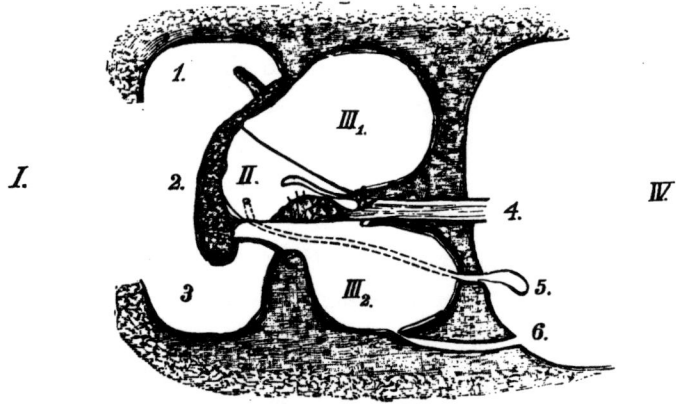

Fig. 2. Schematischer Durchschnitt durch die Schnecke.
I. Aeusserer Gehörgang und Mittelohr. II. Endolymphraum (duct. cochlearis). III. Perilymphraum (III₁ scala vestib., III₂ scala tymp.). I . Schädellymphraum. 1. Vorhofsfenster mit Steigbügel. 2. Promontorium. 3. Schneckenfenster. 4. nerv. cochlearis. 5. aquaed. vestibuli (mit saccul. endolymph.). 6. aquaed. cochleae.

Vestibulum beginnt, dessen anderes Ende als Kuppelblindsack in der Spitzenwindung am Ende der Lamina spiralis, dem Hamulus, abschliesst. Der Ductus cochlearis hat ein auf dem

Durchschnitt dreiseitiges Lumen, bedingt durch die Art der Anheftung seines Umfangs an den Knochenwandungen. Er ist mit einer Seite rings an der Aussenseite der Windungen fest-gemacht, mit dem dieser Seite gegenüberliegenden Winkel an dem freien Rande der Lamina spiralis fixirt. Die beiden Schenkel des Winkels durchsetzen als freigespannte Membranen die Schneckenwindungen. Die eine, die Membrana basilaris, ent-springt in direkter Fortsetzung der unteren Lamelle der Lamina spiralis, während die andere, die Membrana vestibularis (Reissneri) schräg von der oberen Lamelle nach aussen zieht. Auf diese Weise wird der ganze Perilymphraum der Schneckenwindungen in zwei Stockwerke abgetheilt, ein kleineres — die Schnecke aufrecht gedacht — oberes, die Scala vestibuli, und ein grösseres unteres, die Scala tympani. Beide stehen dann nur noch durch eine Lücke oben am Ende des Modiolus, zwischen ihm und dem Hamulus, durch das Helicotremae mit einander in Verbindung. Die Scala vestibuli communicirt weit mit dem grossen Perilymph-raum des Vestibulum, in dessen Aussenwand das Vorhofsfenster mit der Steigbügelplatte eingelassen ist; die Scala tympani endigt blind unter dem Boden des Vestibulum; ihre Aussen-wand ist hier an der Stelle des Schneckenfensters unverknöchert geblieben und nur durch die Grundhaut in Gestalt der Membrana tympani secundaria verschlossen. Diese Membran, im Mittel etwa 0,1 mm stark, setzt sich aus der eigentlichen membrana propria, einer zarten tympanalen Schleimhautschicht und einem feinen vestibularen Endothelbelag zusammen; sie buchtet sich als eine unregelmässig gestaltete Kuppel nach innen ein und gewährt auf verschiedenen Durchschnitten mannigfach wechselnde Profile. In ihrem hinteren Abschnitt liegt sie nur 0,1 mm von der membrana basilaris des Ductus cochlearis entfernt.

Die drei Wände des Ductus cochlearis sind durch die Art ihres anatomischen Baus als Träger ganz verschiedener Funk-tionen gekennzeichnet. Die vestibulare Wand, die Reissner'sche

Membran, ist eine kaum 0,005 mm dicke bindegewebige Membran
mit zartem endothelialen resp. epithelialem Belag, sie enthält
keine Gefässe (Eichler) und dient lediglich zur Abgrenzung des
endolymphatischen Inhalts. Die Aussenwand, welche durch das
bindegewebige, auf dem Durchschnitt halbmondförmig er-
scheinende Lig. spirale dargestellt wird, ist ausgezeichnet durch
dichte Netze von Capillargefässen, welche nicht nur die bindegewebige Grundlage erfüllen, sondern auch bis in die freie
Oberfläche der deckenden Epithelzellen eintreten; besonders in
jenem Stücke, welches zwischen der oberhalb der Basilarmembran
vorspringenden Prominentia spiralis und dem Ansatz der
Reissner'schen Membran liegt. Hier bilden die Epithelzellen ein
mehrschichtiges Lager, das als Stria vascularis bezeichnet wird.
Die oberen Zellen sind cubisch oder cylindrisch geformt, während
in den tiefern Schichten eine grosse Mannigfaltigkeit der verschiedensten Zellformen herrscht. Diesem gefässreichen Epithel-
gewebe spricht man deshalb allgemein und mit Recht die
Funktionen eines die Endolymphe bildenden Organes zu.

Die Basilarmembran ist der Träger des akustischen End-
apparates. Von der unteren tympanalen Lamelle der Lamina
spiralis zieht sie in gleicher Flucht mit ihr zur gegenüberliegenden peripheren Schneckenwand, um sich an der spitz ausgezogenen Mitte der Concavität des Lig. spirale zu inseriren.
Mit wachsendem Abstand der beiden Anheftungslinien, indem
sowohl die Lamina spiralis als bes. das Lig. spirale von der
Basis nach der Spitze zu sich allmählich verschmälert, wächst
die Breite der Basilarmembran, sodass ihre radiären Fasern,
wie die Saiten einer Harfe, verschiedene Längen haben; während
sie in der Basalwindung etwa 0,17 mm messen, sind sie in der
Spitzenwindung fast dreimal und etwa 0,5 mm lang. Die radiären
Fasern machen den wesentlichen Bestandtheil des einen, äussern,
Abschnitts der Basilarmembran, der Zona pectinata, aus; der
andere innere Abschnitt, die Zona arcuata, trägt das Endorgan

des Schneckennerven, die Papilla spiralis. Sie besteht aus einem Stützgerüst zweier zusammenhängenden Reihen von Fasern — den äusseren und inneren Bogenpfeilern — die sich giebelartig zusammenfügen und einen dreieckigen tunnelförmigen Raum zwischen sich fassen. An die Pfeiler — distal vom Tunnel — lehnt sich, an die inneren eine einfache, an die äusseren eine meist vierfache Schicht von Nervenendzellen an, welche mit ihren haarförmigen Fortsätzen durch einen zarten Membranüberzug hindurch frei in die Endolymphe des Ductus cochlearis ragen. Ueber das Ganze breitet sich — wahrscheinlich freischwebend — eine zarte membranöse Platte aus, die Membrana tectoria; sie entspringt von der oberen Kante eines im inneren Winkel des Ductus cochlearis liegenden Epithelwulstes, des Limbus laminae spiralis, welcher dem tympanalen Blatte der Lamina spiralis aufsitzt und dieses mit der vestibularen verbindet und ausgehöhlt gegen das Lumen des Ductus cochlearis vorspringt.

Der Hauptstamm des Schneckennerven, nachdem er durch den sogenannten Tractus spiralis foraminulentus eine Reihe feiner Aestchen zur Lamina spiralis des langgestreckten unteren Anfangstheils der Schnecke abgegeben hat, tritt durch den Canalis centralis in den Modiolus der Schnecke. Von dem cylindrischen Stamm lösen sich seine steil spiralig laufenden oberflächlichen Bündel successive ab, um rechtwinklig in die knöcherne Lamina spiralis einzubiegen. An der Umbiegungsstelle durchsetzen sie einen Kranz von bipolaren Ganglienzellen, die in dem knöchernen Canalis spiralis (Rosenthal) gelegen sind und laufen dann in sich mannigfach kreuzenden Büscheln zwischen den Blättern der Lamina spiralis, um an deren Ende durch feine Canälchen in dem Epithelwulst des Limbus spiralis auszutreten. Hier beim Uebergange in den Ductus cochlearis, verlieren sie ihre Markscheiden und lösen sich in feinste Fibrillen auf, von denen einige, meist mit varicösen Anschwellungen, den Tunnel-

raum quer oder schräg durchziehen und andere in spiraligen
Zügen aussen und innen von den inneren Pfeilern erkennbar
sind. Ihre Endigungsweise in den Nervenepithelien ist unbe-
kannt; wahrscheinlich [1]) setzen sich die letzten Fibrillenenden
mit den Haarzellen dadurch in Contact, dass sie deren basales
Ende becherartig umspinnen. Charakteristisch für die Papilla
spiralis sowohl als für die Zona pectinata ist der Umstand, dass
sie vollständig gefässlos sind. Wie bei der Fovea centralis im
Auge wird dadurch erreicht, dass diese funktionell wichtigsten
Theile des Endorgans frei bleiben von allen Störungen, die
zwischengeschobene, für die Funktion an sich nicht unbedingt
nöthige Gewebe hervorrufen könnten.

Die arterielle Blutzufuhr zur Schnecke erfolgt allein durch
die Arteria auditiva. Sie stammt aus der Vertebralis und tritt
nach Abgabe einiger Aeste für das Kleinhirn gemeinsam mit
dem Nervus cochlearis in das Foramen centrale, spiralig den
Nerven umkreisend. In der Höhe der ersten halben Windung
theilt sich die Arterie in zwei Stämme: der eine zieht abwärts
und versorgt die erste halbe Windung, Vorhof und einen Theil
der Bogengänge, der andere steigt in vielen Schlängelungen im
Modiolus aufwärts und seine Hauptäste bilden in der Wurzel
der vestibularen Zwischenwand mannigfache Bogen und Schleifen,
die in verschiedenen Ebenen über-, durch- und nebeneinander liegen.
Aus ihnen entwickeln sich etwa je 30 Zweige, die theils abwärts
ins knöcherne Spiralblatt treten, theils aufwärts im Bogen die Scala
vestibuli umziehen. Die Zweige, welche ins Spiralblatt gehen,
verlaufen hier ziemlich geradlinig und lösen sich erst im
häutigen Spiralblatt in ein enges Capillarnetz auf, welches gerade
bis zur Mitte des Tunnelraums geht und seinen rückläufigen
Abzug nach den Hauptvenen an der Innenseite des tympanalen
Schneckengangs findet. Die Zweige, welche die Scala vestibuli

---

[1]) K a t z, Verhandl. d. D. otol. Ges. Jena 97. S. 27.

umziehen, treten aus ihren knöchernen Canälen an die Aussenseite der die Schnecke umhüllenden Grundhaut und zerfallen

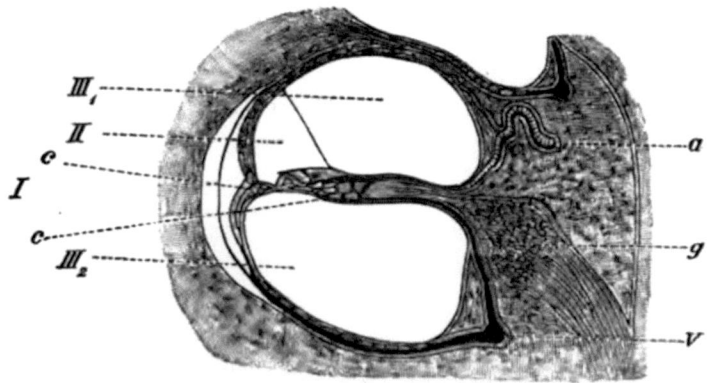

Fig. 3. Schema des Blutstromes in der Schnecke (nach Eichler).
I. Mittelohr. II. duct. cochl. III₁. scala vestibuli. III₂. scala tympani.
a. Arterie; c, c. Capillaren; v. Vene; g. Ganglion spirale.

an der Aussenwand der Scala vestibuli in ein weitmaschiges
Capillargespinnst, welches mit den im Lig. spirale des endolymphatischen Raums ausgebreiteten Capillaren anastomosirt. Eine
Grenze zwischen den beiden Capillarnetzen ist nur durch Gefässe angedeutet, die parallel zu einander und streckenweise
spiralig verlaufen. Beide Capillarnetze stehen ihrerseits direct
oder indirect wieder mit einem weiteren Netz in Verbindung,
welches in der Aussenwand der Scala tympani gelegen ist und
das wohl als venöses Sammelnetz für die die innere und untere
Seite der Scala tympani umziehenden Venen zu dienen hat;
ähnlich wie im Auge das Kammerwasser aus der vorderen
Kammer durch die Venen resorbirt wird, erfolgt also auch die
Resorption des Labyrinthwassers auf venösem Wege. Die Venen
der Schnecke münden alle einzig und allein in die Vene der
Schneckenwasserleitung, die sich in die Jugularvene ergiesst.
Von den Capillarnetzen, welche in der Aussenwand des endo-
lymphatischen Raums gelegen sind, nimmt man wie gesagt an,

dass sie als lymphbildendes Organ dienen; dass auch diejenige in der Aussenwand der beiden perilymphatischen Räume gelegenen diese Funktion haben, ist möglich, weil auch sie durch eine nur dünne Epithelialdecke getrennt sind von dem Hohlraum der Vorhofs- und Schneckentreppe. Diese sämmtlichen Capillargebiete treten weder mit dem im Spiralblatt, noch mit dem des ihnen anliegenden Knochens in Beziehung.

II.

Jede Sinnesempfindung gründet sich, wie überhaupt jede Naturerscheinung auf eine Bewegung, auf eine Aenderung in dem gegenseitigen Lagerungsverhältnis verschiedener Körper. Indem diese Bewegung Anlass wird nicht nur zu Orts- und Formveränderungen der Körper selbst, sondern auch zu Gleichgewichtsstörungen in den sie umgebenden Medien, werden hier secundär wieder besondere, wenn auch unter sich ähnliche, Arten der Bewegungen hervorgerufen, die physikalisch als Licht- oder Wärme- oder Schallwellen sich unterscheiden. Trifft eine dieser Wellenformen dann auf das bestimmte Sinnesorgan, für welches sie der adäquate Reiz ist, so werden hier jene physiologischen Umsetzungen vor sich gehen, welche die betreffende Sinnesvorstellung im Grosshirn auslösen.

Die Schallwellen sind der adäquate Reiz des Gehörorgans. Sie finden ihre primäre Ursache fast überall in der Natur, wo ein wägbarer Körper mechanisch gegen den andern bewegt wird; einerlei ob die bewegten Körper von festem, flüssigem

oder gasförmigem Aggregatzustand sind. Je nach der Ausdehnung, über welche sich die Bewegung erstreckt, oder nach
der Geschwindigkeit, mit der sie erfolgt, werden ihre Wirkungen
die mannigfachsten Abstufungen erfahren. Sie gestalten sich
verschiedenartig weiterhin durch die physikalischen Eigenschaften,
die in dem Körper selbst gegeben sind. Denn während un-
elastische, leicht zusammendrückbare oder aus ungleichförmigen
Bestandtheilen aufgebaute Körper die ihnen mitgetheilte Bewegung
durch Reibung ihrer eigenen Moleküle leicht verbrauchen und
in Wärme statt in Schall verwandeln, sind alle Körper von
grosser Elasticität und homogener Struktur zur Schallerzeugung
besonders geeignet. An ihnen hat man hauptsächlich die Gesetze aus den allgemeinen Principien der Mechanik herzuleiten
vermocht, unter denen Schall entsteht und durch welche die
unendliche Mannigfaltigkeit seiner Erscheinungsformen bedingt
ist, die gemeinhin nach dem subjectiven Maassstab des Wohl-
lautens als Geräusche und musikalische Klänge unterschieden
werden.

Analysirt man physikalisch die Klangbewegung in den wirksamen elastischen Theilen der musikalischen Instrumente, so findet
man, dass jeder Klang eine Mischung verschiedener, bestimmt
charakterisirter Töne ist, und dass jeder Ton wiederum das
Resultat einer Reihe von Einzelbewegungen ist, die der tönende
Körper in Gestalt mehr oder weniger lebhafter Hin- und Herschwingungen vollführt. Diese Körper werden durch einen
Antrieb in Bewegung gesetzt, welcher zeitlich so lange anhält,
als nötig ist, damit die Bewegung sich durch die Reihe der
Moleküle vom erstgetroffenen bis zum letzten überträgt; alle
Moleküle werden somit nach ein und derselben Richtung ge-
trieben und streben bei Nachlass der Bewegungsursache gleich-
zeitig wieder ihrer mittleren Gleichgewichtslage zu. Da sie beim
Eintritt in die Gleichgewichtslage in Folge der beschleunigten
Geschwindigkeit, welche sie durch die continuirliche Wirkung

der Elasticität auf dem Wege bis dahin erfahren haben, sich im Maximum der Geschwindigkeit befinden, so setzen sie ihre Bewegung über diese Lage hinaus nach der entgegengesetzten Seite fort, bis ihre nunmehr abnehmende Geschwindigkeit auf Null gesunken ist. Im Nullpunkt umkehrend wiederholen sie gemeinsam dieselbe Bewegung wie vorhin, nur im rückläufigen Sinne, und vollführen somit in ununterbrochener Folge Hin- und Herschwingungen auch wenn die Ursache, welche sie in Bewegung versetzte, zu wirken aufgehört hat. Wie bei Pendeln von kleiner Schwingungsweite sind auch diese elastischen sog. stehenden Schwingungen alle von gleicher Dauer, isochron, da die treibende Kraft stets der Entfernung von der Gleichgewichts- lage proportional ist. Erst durch die innere Reibung, durch die Widerstände, welche innerhalb des Systems der Moleküle bestehen, und durch die Ausstrahlung ihrer Energie an die Umgebung werden die tönenden Körper allmählich in die mittlere Gleich- gewichtslage dauernd zurückgeführt.

Die stehenden Schwingungen der tönenden Körper unter- scheiden sich mannigfach je nach der hervorgerufenen Ge- schwindigkeit und nach der Verschiedenheit der im Stoffe der Körper selbst gegebenen Verhältnisse.

Lässt man auf einen gegebenen Körper einen Antrieb ein- wirken, so wird dadurch dem Körper eine bestimmte Ge- schwindigkeit ertheilt. Verdoppelt man die Kraft des wirksamen Antriebs, so wird dadurch dem Körper die doppelte und bei dreimal so starkem Antrieb die dreifache Geschwindigkeit er- theilt, indem er entweder die doppelte resp. dreifache Ent- fernung oder dieselbe Entfernung in der Hälfte resp. einem Drittel der Zeit zurücklegt. Sollen beide Arten der Geschwindig- keitsänderung gleichzeitig vor sich gehen, so, dass bei ver- längertem Weg zugleich auch die Zeit sich vertheilt über die längere Strecke, so muss die Geschwindigkeit im quadratischen Verhältniss und damit proportional auch die Antriebsstärke

wachsen. Das ist der Fall bei den Schwingungen der tönenden
Körper. Sie haben für jede einzelne Schwingung immer nur
dasselbe Quantum Zeit zur Verfügung, und wenn z. B. eine
Schwingung einen dreimal so grossen Weg machen soll, so kann
sie das nur, indem gleichzeitig auch auf jedes dem früheren
Ganzen entsprechende Bruchstück des grösseren Weges nur ein
Drittel der Zeit kommt, welche die ganze ursprüngliche Weg-
strecke für sich allein erforderte. Die Geschwindigkeit wird die
neunfache, sie wächst im quadratischen Verhältniss und proportional damit die erforderliche Antriebsstärke. Parallel mit
dieser geht wieder die erzielte lebendige Kraft, welche auch
— schon nach der Leibniz'schen Formel $\frac{m}{2} v^2$, in welcher m in
dem Falle eines gegebenen Körpers stets von gleichem Werthe
ist — proportional ist dem Quadrate der Geschwindigkeit. Bei
Bestimmung der Geschwindigkeit von gleich häufig wiederkehren-
den Schwingungen kann man, ohne ungenau zu sein, von dem
Zeitmaass, da es in stets constantem Verhältniss zur Entfernung
steht, auch Abstand nehmen und als Maassstab kurzweg die
grösste Entfernung heranziehen, in welcher der tönende Körper
um seine Gleichgewichtslage schwingt, seine Schwingungsamplitude. Es lässt sich dann das Gesetz auch dahin aus-
sprechen: Die Schwingungsenergie (Tonstärke) ist proportional
dem Quadrate der Schwingungsamplitude.

Andererseits wird ein gleichartiger Antrieb bei stofflich verschiedenen Körpern die verschiedensten Wirkungen hervorbringen, je nachdem die Körper sich durch ihre Dimensionen,
ihr specifisches Gewicht oder ihre molekularen Spannungen
unterscheiden. Je schwerer ein Körper ist oder je dicker und
länger oder von je trägerer Masse, um so weniger häufige
Schwingungen in der Zeiteinheit wird er machen. Es lässt sich
experimentell erweisen, dass z. B. bei den Saiten die Schwingungszahlen wachsen proportional mit den Quadratwurzeln der sie
spannenden Gewichte und dass sich die Schwingungszahlen

umgekehrt proportional verhalten wie die Längen oder wie die Dicken oder wie die Quadratwurzeln des specifischen Gewichts der schwingenden Saiten. Durch diese Beziehungen wird die Anzahl der Schwingungen bestimmt, welche der tönende Körper in der Zeiteinheit ausführt (Tonhöhe).

Für alle Körper lässt sich die Anzahl ihrer in der Secunde stattfindenden Schwingungen mittelst der Sirene leicht berechnen. In der Sirene wird durch den Luftstrom eine Scheibe gegen eine feststehende andere in Rotation versetzt; beide sind von der gleichen Anzahl concentrischer, schräg gestellter Löcher durchbohrt. Je nachdem nun der Luftstrom durch Variirung der Löcherzahl und der Rotationsgeschwindigkeit verschieden häufig unterbrochen und damit die über den Löchern stehende Luft auf verschieden lange Strecken erschüttert wird, resultiren verschiedene Tonhöhen, deren einzelne Schwingungszahlen durch Zählen der eingeschalteten Löcher und der gemachten Umdrehungen leicht gewonnen werden. Man braucht dann, um für einen beliebigen andern tönenden Körper dessen Höhe zu ermitteln, nur die Sirene so zu reguliren, dass ihr Ton mit dem des zu untersuchenden zusammenfällt, um damit auch für diesen die Schwingungszahl gewonnen zu haben. Durch diese Methode ist es möglch gewesen alle Töne bis auf die allerhöchsten, die ein anderes Verfahren (Kundt'sche Staubfiguren) erfordern, auf ganz bestimmte, stets gleiche Schwingungszahlen zurückzuführen. Sie lehrt zugleich, dass die Höhe eines Tones lediglich abhängt von der Schwingungszahl, ganz einerlei auf welche Art und von welchem Instrument der Ton erzeugt werden konnte. Die in der Musik gebrauchten Instrumente verwenden aus der Fülle aller Töne, die möglich wären, nur eine beschränkte Zahl. Der tiefste Ton ist das subcontra C der Orgel mit 16 Schwingungen und so ziemlich der höchste das fünfgestrichene C mit 4096 Schwingungen. Zwischen diesen beiden Tönen liegen die 8 Oktaven, welche

die ganze Musik umfasst. Von den »ultramusikalischen Tönen«
(Schwendt) können solche bis weit über 100000 Schwingungen
instrumentell hervorgebracht werden; werden nach den bisherigen Beobachtungen aber vom menschlichen Ohr nur diejenigen gehört. welche ungefähr bis zum f^8 mit 48000
Schwingungen reichen.

In Anbetracht divergirender Meinungen und in Voraussicht
der physiologischen Dignität ist es nötig, hier kurz in eine
Untersuchung einzutreten, ob irgendwie ein Abhängigkeitsverhältniss zwischen Tonstärke und Höhe zu statuiren ist. Eine
vielverbreitete Ansicht vindicirt den hohen Tönen als solchen
eo ipso eine grössere Tonstärke und nimmt dabei für sich
Argumente in Anspruch, die auf verschiedenen Gebieten liegen.
So weist Stumpf[1]) auf die bemerkenswerthe Thatsache hin, »dass
beim Zusammenklingen mehrerer Töne eine Pickelflöte in
ihren hohen Lagen der viergestrichenen Oktave das ganze
Orchester selbst das Blech übertönt, dass ein guter Sopran nicht
minder Chor und Orchester beherrscht, sobald seine Töne höher
liegen, und dass auch ein tüchtiges Canarienvögelchen sich gegen
grossen Lärm geltend zu machen weiss.« Könnte man unbedingt ausschliessen, dass bei diesen Beobachtungen nicht etwa
schwache tiefe Töne mit starken hohen Tönen verglichen
wären, so brauchte man zur Erklärung nur auf Contrast-
wirkungen und dadurch bedingte Urteilstäuschungen zurückzu-
greifen, ähnlich denen, die Stumpf an anderer Stelle (l. c. I, 365)
für das Crescendo und Diminuendo verantwortlich macht, welche
man beim Auf- und Abwärtsspielen einer Tonleiter auf dem Klavier
zu empfinden meint. Auch jene Beobachtungen kann man als
Urtheilstäuschungen auffassen, die in dem simultanen Contrast
im Auge ihr Analogon finden. Ein dunkelgrauer Streifen
erscheint auf tiefdunklem Hintergrunde heller als auf weissem

---

[1]) Stumpf, Tonpsychologie. Leipz. 90, II, S. 417.

Hintergrunde, obwohl seine objective Intensität nicht verstärkt ist; so hebt sich auch ein hoher Ton aus einer Anzahl tieferer Lagen kräftiger ab, ohne dass man daraus allein berechtigt wäre, auf eine grössere objective Schallintensität zu schliessen.

Trotzdem könnte es scheinen, als ob eine solche grössere Schallstärke den hohen Tönen an sich zu eigen wäre, wenn man z. B. Beobachtungen von Helmholtz[1]) hier heranzieht. Helmholtz macht darauf aufmerksam, dass bei gleichem Antrieb seiner Sirene mit zunehmender Höhe der Töne, deren Stärke bis ins Unerträgliche wuchs. Und es ist eine den Ohrenärzten genugsam bekannte Erscheinung, dass Stimmgabeln bei gleichem Anschlag um so stärker klingen, je höher der Ton ist: Lässt man eine Stimmgabel von 2048 Schwingungen in der Sekunde und eine von 128 Schwingungen mit den Enden aus gleicher Höhe gegen eine harte Unterlage schlagen, so ist die höhere auf viele Meter weit zu hören, während die tiefe nur in der Nähe des Ohres empfunden wird.

Beiden Versuchsanordnungen aber liegt derselbe Fehler zu Grunde, dass in ihnen bei hohen und tiefen Tönen die gleiche Antriebsstärke angewendet und daran die Erwartung geknüpft wird, es müsse auch eine gleiche Intensität der Töne die Folge sein. Das erscheint nicht gerechtfertigt; insofern nicht, als, wie oben hervorgehoben, die Intensität der tönenden Körper — wenn man zunächst ihre Massen als gleich betrachtet — lediglich abhängt von dem Quadrat ihrer Geschwindigkeit. Und diese findet wieder ihren Ausdruck in einem Bruch, dessen Zähler durch das Product von Grösse und Anzahl der Maximalamplituden, dessen Nenner durch die Zeitbestimmung gegeben wäre. Setzt man den letzten als Zeiteinheit = 1, so wäre das Bestimmende für die objective Tonstärke das Product aus Zahl und Grösse der Schwingungen. Beide Factoren stehen der

---

[1]) Helmholtz, Lehre v. d. Tonempfindungen, V. Ausg., S. 290—291.

art gegenseitig in Abhängigkeitsverhältniss, dass eine Ver-
ringerung des einen einen entsprechenden Zuwachs des anderen
verlangt, wenn das Product das gleiche sein soll. Sinkt die
Schwingungszahl auf die Hälfte, muss die Schwingungsamplitude
das Doppelte sein; ist die Schwingungszahl $^1/_4$, müssen die
Amplituden das Vierfache sein. Es müsste also, wenn zwei
Stimmgabeln je kl. C und C^2 von absolut gleichen Dimensionen
möglich wären, die erste in 4 mal so weite Schwingungen versetzt werden, um eine mit der anderen äquivalente Tonstärke
zu erzeugen.

Nun basirt unter allen Umständen die Erzeugung verschiedener Tonhöhen gerade auf einer Verschiedenheit der Masse der
tönenden Körper, und es kann als durchgängiges Gesetz gelten,
dass gerade die tiefen Töne gebunden sind an Körper von viel
schwerer beweglicher Masse. Noch am wenigsten scheint das
der Fall zu sein bei schwingenden Saiten, wenn sie an sich von
gleicher Masse sind und nur durch verschiedene Spannungen sich
unterscheiden: eine durch ein vierfaches Gewicht gespannte
Saite hat die doppelte Schwingungszahl von der sonst gleichen,
welche nur durch ein einfaches Gewicht gespannt ist. Aber
auch hier ist durch die geringere Spannung die tiefe Saite ein
Körper von viel trägerer Masse, der wegen seiner geringeren
aufgespeicherten potentiellen Energie einen grösseren kinetischen
Antrieb erfordert, um auf gleiche Geschwindigkeit gebracht zu
werden.

In der Mehrzahl der Fälle liegt der Grund der Tonhöhen-
differenz in der Verschiedenheit der Masse selbst, welche die
Körper haben. Wie gesagt, sind es stets Körper von grösserer
Länge oder Dicke oder grösserem specifischem Gewicht, welche
die tiefen Töne hervorbringen. Sollen sie in einer mit hohen
Tönen äquivalenten Stärke schwingen, indem sie gleiche Ge-
schwindigkeit haben, so muss ihnen allein wegen ihrer grösseren
Masse ein absolut stärkerer Antrieb ertheilt werden.

Das entspricht völlig den Beobachtungen, die man an zwei gleich langen Pendeln machen kann, die nur durch ihr Gewicht sich unterscheiden. Der Massenunterschied spielt auch hier keine Rolle für die relative Geschwindigkeit, beide Pendel verdrängen immer gleichbleibend dasselbe Volumen der umgebenden Luft; der Unterschied der Masse ist aber ausschlaggebend für die Beurtheilung ihrer lebendigen Kraft. Je nach Maassgabe des verschiedenen Gewichts erfordert jedes Pendel zunächst einen verschiedenen Anstoss, denn ein Anstoss, welcher das Pendel von kleiner Masse schon in weite Schwingungen versetzt, rückt das von grösserer kaum aus seiner Gleichgewichtslage; schwingen aber beide Pendel in Folge eines entsprechenden Anstosses mit derselben Geschwindigkeit, so ist doch in jedem Pendel gemäss der verschiedenen Masse, welche in Bewegung ist, auch die lebendige Kraft eine andere; das tritt in Erscheinung, sobald man versucht, die Pendel anzuhalten; je schwerer das betreffende Pendel ist, eine umso grössere Kraft muss aufgewendet werden, um es in Ruhe zu bringen.

Das gleiche Abhängigkeitsverhältniss der lebendigen Kraft hauptsächlich von der Masse ist auch für die tönenden Körper zu statuiren. Eine tiefe Klaviersaite kann dieselbe Geschwindigkeit haben, wenn ihre geringere Schwingungszahl durch grössere Schwingungsweite compensirt ist, wie eine hohe; lediglich aus der grösseren Masse resultirt aber eine grössere lebendige Kraft. Die tiefe Klaviersaite erhält nicht nur wegen ihres grösseren Gewichts eine grössere Antriebsstärke als die hohe, wenn die Gleichheit der Geschwindigkeit gewahrt werden soll, sondern sie hat auch in Folge davon die grössere lebendige Kraft. Schlägt man z. B. auf dem Klavier gleichzeitig eine tiefe und eine hohe Saite an, und hebt den Dämpfer auf, so wird man finden, dass die hohe Saite rasch verklingt, während die tiefe Saite — als Ausdruck ihrer grösseren lebendigen Kraft — noch lange Zeit hindurch tönende Schwingungen ausführt.

Aus diesen Erwägungen, die zur Zeit noch unter dem Mangel eines objektiven, für alle Fälle gültigen Stärkemaasses zu leiden haben, geht hervor, dass an sich kein Grund vorhanden ist, höheren Tönen als solchen eine grössere Intensität zu vindiciren, wenn man bei den Versuchsanordnungen darauf hält, für hohe wie tiefe Töne dieselbe vergleichbare Grundlage, die nämliche Geschwindigkeit, zum Ausgangspunkt zu nehmen. Die Frage nach der grösseren lebendigen Kraft beantwortet sich dann dahin, dass diese ceteris paribus den Körpern von geringeren Schwingungszahlen zuzugestehen ist.

Nun ist ohne Weiteres klar, dass die Steigerungsfähigkeit der Stärke bestimmter Töne durch Vergrösserung der Schwingungsamplitude im Stoffe der tönenden Körper eine endliche Grenze findet. Die Luftsäule in einer Pfeife ist durch feste Wände eingeschlossen, die eine Vermehrung der Geschwindigkeit wohl durch Theilung und häufigere Schwingungen, aber nicht ungetheilt durch grössere Amplitude zulassen. Wird in solchen Pfeifen die Geschwindigkeit durch stärkeres Anblasen vermehrt, so kann das nur einem Höherwerden des Tons, nicht aber einem Stärkerwerden desselben zu Gute kommen; das letztere könnte nur stattfinden, wenn die Wände nachgiebiger gemacht würden. Und in der That hat Savart[1]) gefunden, dass die Luftsäule in weichen, elastischen Röhren bei gleicher Länge viel stärker tief tönen kann, als in festen Röhren. Bei Erschlaffung der Wände durch Wasserdämpfe konnte ihr Ton sogar um 2 Oktaven von ihrer sonstigen Tonhöhe erniedrigt werden.

Alle tönenden Körper unterliegen, während sie auf diese Weise mannigfach weit und oft ihren Ort im Raum ändern, bei ihren Schwingungen zugleich auch Veränderungen ihrer Form deswegen, weil sich an den Körpern Punkte verschiedener Bewegungsgrösse bilden müssen. So sind die Endpunkte einer

---

[1]) Cit. nach Joh. Müller, Handb. d. Physiol. d. M. 40, II, S. 138.

schwingenden Saite offenbar im Zustand relativer Ruhe, während sich die Saitenmitten im Maximum der Bewegung befinden. Jene Punkte nennt man Schwingungsknoten, die Punkte, welche sich in der grössten Bewegung befinden, heissen Schwingungsbäuche. Und eine Saite braucht nicht nur in jener einfachsten Form der Schwingung, der Grundschwingung, als Ganzes hin und her zu gehen, sondern sie kann sich auch innerhalb ihrer Länge noch durch ruhende Punkte, durch Knoten, in einzelne schwingende Bäuche zerlegen. Berührt man eine Klaviersaite an einem Punkte, der ein Drittel, ein Viertel oder ein Fünftel ihrer Länge von dem einen ihrer Enden entfernt ist und schnellt dann den kürzeren Theil seitlich, so theilt sich der längere in zwei, drei oder vier schwingende Abschnitte, die durch Knoten von einander getrennt sind und von denen jeder wie eine unabhängige Saite schwingt. Nur ist zu beachten, dass jedes der Theilstücke in der gerade entgegengesetzten Richtung seines Nachbarstückes sich ein- und ausbiegt, und dass somit je zwei benachbarte Abschnitte gewissermaassen das Bild einer Welle zusammensetzen, in welchem der eine Abschnitt das Wellenthal, der andere den Wellenberg darstellt. Aus diesem Grunde belegt man diese Schwingungen auch mit dem Namen »stehende Wellen«, zumal nach den classischen Untersuchungen der Gebrüder Weber die ganze Erscheinung sich leicht aus einer Vereinigung direkter und reflektirter Wellen entwickeln lässt.

Dadurch, dass sich den Grundschwingungen — Grundtönen — der tönenden Körper beinahe stets und zwar gleichzeitig diese Nebenschwingungen ihrer aliquoten Theile — Obertöne — beimengen, werden complicirte Schwingungsformen hervorgerufen, die physikalisch das, was man in der speciellen Akustik Klangfarbe nennt, bedingen. Denn bei jedem Instrument ist je nach der Construktion die Schwingungsform seiner wirksamen Bestandtheile durch Beimengung verschieden schwingender Obertöne eine andere. Während z. B. bei einer Saite sich die

Schwingungszahlen der Obertöne wie $1:2:3:4:5$ verhalten, beträgt bei einer Stimmgabel die Schwingungszahl des ersten Obertones schon das 5,8 bis 6,6 fache des Grundtons und verhalten sich seine Schwingungszahlen und die der nächstfolgenden Obertöne wie die Quadrate der Zahlen 3, 5, 7, 9 u. s. f. Je nach der Art und Stelle des Anschlags lassen sich innerhalb weiter Grenzen die Schwingungen der einzelnen Componenten schwächen oder verstärken. Ihre relative Intensität zusammen mit ihrer Zahl und Phasendifferenz bilden objektiv die Vorbedingung dessen, was bei jedem musikalischen Instrument als dessen charakterische Klangfarbe subjektiv empfunden wird.

Bei den bisher betrachteten Schwingungen wurde allein auf Fälle exemplificirt, wo die stehende Schwingung durch die Spannungs- oder Biegungselasticität bedingt war und wo die einzelnen Moleküle stets senkrecht zu ihrer Anordnung in der Längsrichtung sich bewegten. Wie bei diesen sog. Transversalschwingungen, finden sich gleiche Gesetzmässigkeiten auch in jenen Fällen von sog. stehenden Longitudinalschwingungen, welche auf der Ausdehnungselasticität beruhen, wo die einzelnen Theilchen sich parallel mit der Längsrichtung des Körpers bewegen. Solche Schwingungen kann man ebenfalls an Saiten, oder Drähten oder Stäben hervorrufen, und sie sind es, in welchen die Luftsäulen der Pfeifen und Blasinstrumente ertönen. Dieselbe an beiden Enden eingespannte Saite, welche seitwärts gezogen in Querschwingungen gerathen würde, kann, wenn man ihr entlang mit einem eingeharzten Leder fährt, in Längsschwingungen versetzt werden. Im ersten Falle würden sich die Moleküle quer aneinander verschoben haben, immer mit gleichen Abständen zwischen sich, im letzteren behalten sie zwar alle die nämliche Lagerichtung, verändern aber ihre Abstände, indem zwischen ihnen abwechselnd Verdichtungen und Verdünnungen wirksam werden. Am deutlichsten veranschaulicht man sich diese Verhältnisse an einem glatten Holz- oder Metallstab, dessen eines

Ende fest eingeklemmt ist. Wird dieser der Länge nach gerieben, so streckt und verkürzt er sich in raschem Wechsel,
umso stärker, je stärker er gerieben wurde, und umso häufiger,
je kürzer er ist. Bei der einfachsten Schwingungsform schwingen
alle Querschnitte des Stabes in gleichem Sinne mit der dem Holz
resp. dem Metall eigenthümlichen molekularen Geschwindigkeit
von dem festen Ende weg zum freien und von hier wieder
zurück; das feste Ende ist der einzige Knoten, das freie Ende
der Schwingungsbauch. Bei der nächst höheren Schwingungsform bildet sich ein weiterer Knotenpunkt, der ein Drittel der
Länge des Stabes vom freien Ende absteht, bei der zweitfolgenden
Form 2 Knoten je in $^1/_5$ und $^3/_5$ der Stablänge. Die Knoten
sind auch hier allemal die Punkte, wo zwar ein Wechsel der
Dichtigkeit, ein rascher Wechsel von Druck und Dehnung, aber
keine Schwingung vorhanden ist, die Schwingungsbäuche die
Stellen, wo bei gleichbleibender Dichtigkeit das Maximum der
Bewegung erzielt wird. Genau denselben Schwingungsgesetzen,
wie ein am einen Ende festgeklemmter Stab, unterliegen die
longitudinal schwingenden Luftsäulen in den gedeckten Orgelpfeifen, während die offenen Pfeifen sich verhalten, wie ein nur
in seiner Mitte festgehaltener Stab; die offene Pfeife stellt gewissermaassen 2 halb so lange gedeckte Pfeifen dar, deren Boden-
flächen aneinanderliegen und den Knotenpunkt für die offene
Pfeife abgeben. Zwischen der Länge einer Pfeife, deren Luftsäule in ihrer Grundschwingung sich bewegt, und der Schwingungszahl des resultirenden Grundtons bestehen — ebenso wie beim
longitudinal schwingenden Stab — ganz bestimmte Beziehungen,
die ihre Begründung bei Besprechung der molekularen Fortpflanzungsgeschwindigkeit finden werden.

Ueberblickt man die hier in aller Kürze skizzirten Betrachtungen, um daraus Anhaltspunkte für die verschiedene
physikalische Dignität von Geräuschen und musikalischen Tönen
zu gewinnen, so findet man als allen Tönen zu Grunde liegendes

Element den einzelnen, kurz dauernden Stoss. Diese Momentstösse, so verschieden sie auch nach ihrer Amplitude, ihrer
Häufigkeit in der Zeiteinheit und ihrer Form sind, sie haben das
Gemeinsame, dass, wenn sie sich zu einem continuirlichen Ton
aneinanderreihen, sie dies nur in völliger Identität aller Componenten und in vollständig gleichbleibenden Intervallen thun.
Es sind völlig gleichartige isochrone Stösse hintereinander. Sie
sind es, weil sie in dünnen Körpern erfolgen, deren Elasticität
eine möglichst vollkommene ist. Anders gestalten sich die Verhältnisse bei den Körpern, welche Geräusche geben. Ihr Durchmesser übertrifft die mitgetheilte Bewegungsgrösse oft um das
Vielfache, und ihre Begrenzungen stehen keineswegs in regel-
mässigen Proportionen zum ursächlichen Anstoss. Dabei muss
sich die Bewegung Molekülreihen mittheilen, von denen anzunehmen ist, dass sie nicht nur verschieden an Grösse sind, sondern
dass sie auch schon aus diesem Grunde sowohl in ungleichen
Abständen von einander sich befinden, als auch durch ungleiche
Kräfte an ihrem Platze festgehalten werden. Die verschiedenen
Grössenverhältnisse und Spannungen bedingen beim Uebergang
der Bewegung von einem Molekül auf das andere Widerstände,
die einen Theil der Bewegung durch Ueberführung in Wärme
vernichten, einen anderen Theil zurückhalten und in rückläufiger
Bewegung zurückstossen, reflektiren. Dadurch entstehen Energieverluste und ungleiche Zerrungen und Stösse in der Masse, die
in einer ungleichen Erschütterung ihrer Oberfläche zum Ausdruck kommen. Die hier entstehenden Momentstösse, welche
jeder einzelne an sich vollkommen denjenigen gleichen, die den
continuirlichen Ton zusammensetzen, sind deshalb in diesem
Falle nicht nur jeder von ungleicher Stärke als der folgende,
sondern auch alle von mannigfach wechselnder Form und Wieder-
kehr in der Zeiteinheit und bedingen dadurch die Wirkung,
welche als Geräusch in die Erscheinung tritt. Genetisch sind
Geräusche und musikalische Töne als gleich zu erachten, beide

bauen sich aus denselben Elementen, den Momentstössen, auf und unterscheiden sich physikalisch im Grunde nur durch deren verschiedene — unregelmässige oder regelmässige — Anordnung. Die verschiedenen Momentstösse, welche lückenlos und gleiche zu gleichen aneinandergereiht die ca. 40 000 continuirlichen Töne zusammensetzen, bilden, wenn man sie sich nach den arithmetischen Gesetzen der Permutation und Combination unter einander gemischt denkt, jene Legion unendlich verschiedener Schallwirkungen, die als Geräusche sich darstellen.

Die Physiologie hat es nun weniger mit den Bewegungen in den schallenden Körpern selbst zu thun, als mit den sekundären Bewegungen, die in den angrenzenden Medien ausgelöst werden und sich von da unmittelbar oder mittelbar zum Ohre fortleiten können.

Als solche Medien dienen wiederum alle Körper der verschiedenen Aggregatzustände, welche nach gleichen Gesetzen unter Umständen auch zur Schallerzeugung dienen können und wieder umso besser, je elastischer und homogener sie sind. Je grösser der Widerstand ist, den ein Körper seiner Zusammendrückung entgegensetzt, umso schneller und kräftiger wird er beim Aufhören des Drucks sich wieder in sein ursprüngliches Gleichgewicht zu setzen suchen, umso grösser ist seine Elasticität. Die festen Körper sind am stärksten elastisch, sie ändern nur schwer ihre Form sowohl, als ihr Volumen; die flüssigen Körper verändern zwar leicht ihre Form, aber schwer ihr Volumen und die gasförmigen Körper setzen weder einer Form- noch einer Volumensänderung erhebliche Widerstände entgegen. Aus diesem verschiedenen Verhalten resultirt eine Stufenleiter der verschiedenen Elasticität und congruent damit auch des Schallleitungsvermögens, zufolge welcher die festen Körper die besten, die gasförmigen die schlechtesten Schallleiter sind. Als Maassstab dafür kann das Geschwindigkeitsverhältniss gelten.

Es pflanzt sich der Schall in der Luft von 0^0 und 760 mm Barometerdruck z. B. 332,44 Meter in der Sekunde fort, im Wasser 1435 und im Knochen etwa 2000 Meter. Innerhalb der 3 Gruppen wird die Elasticität jedes Körpers durch geringere oder grössere molekulare Dichtigkeit verstärkt oder vermindert. So bewirkt die Erwärmung der freien Luft durch die Sonne, wobei der barometrische Druck und damit die Elasticität der Luft dieselbe bleibt, in Folge der Ausdehnung eine Verminderung ihrer Dichtigkeit und gleichen Schritt haltend eine Vergrösserung ihrer Schallgeschwindigkeit. Wird durch verschiedene Dichtigkeit in einem nicht homogenen Medium oder in mehreren aneinanderstossenden Medien die Continuität unterbrochen, so resultirt daraus eine Schallabschwächung, indem an den einzelnen Grenzschichten der Schall zurückgeworfen wird, in ähnlicher Weise wie das beim Licht und der strahlenden Wärme der Fall ist.

Wie bei diesen beiden beruht auch die Fortpflanzung des Schalls auf einer wellenförmigen Bewegung der Moleküle der leitenden Medien, analog der bekannten Erscheinung der Flüssigkeitswellen. Ein fallender Stein ruft auf der Oberfläche eines ruhig stehenden Gewässers alsbald ein Senken und Heben der Wassertheilchen hervor, das von dem zuerst getroffenen Punkte als Mittelpunkt in immer grösser werdenden Wellenringen, die in der Entfernung sich abflachen, über den Wasserspiegel fortschreitet. Dabei verändern die einzelnen Wassertheilchen kaum ihren Standort, sie schwanken in kleinem Kreise nur auf und ab, und was als fortschreitende Bewegung täuschend sich darstellt, ist nur die wechselnde Flächengestalt immer neuer Theilchen, die nacheinander in schwingende Bewegung gerathen, und zwar so, dass niemals mehrere derselben, welche eine Welle zusammensetzen, gleichzeitig in entsprechenden Punkten ihrer Schwingungsbahnen sich befinden, sondern erst successive in diese entsprechenden Punkte kommen.

Demnach hat man wohl auseinander zu halten die Strecken, in welchen die einzelnen Theilchen auf und ab rotiren, und die Strecke, welche fortschreitend die Welle selbst mit Wellenberg und Wellenthal in derselben Zeit zurücklegt; die ersteren bedingen die Höhe, die letzteren die Länge der Welle; beide sind von einander unabhängig und werden einerseits durch die Stärke des Aufschlags des fallenden Steins und andererseits durch seine mehr oder minder grosse Masse bestimmt.

Fallen in einiger Entfernung von einander zwei Steine aufs Wasser, so entstehen dadurch 2 Wellensysteme, die bei ihrer ringförmigen Ausdehnung sich gegenseitig durchkreuzen; wo Wellenberg mit Wellenberg zusammentrifft, wird das Wasser zu doppelter Höhe gehoben, wo Thal mit Thal zusammentrifft, wird es zu doppelter Tiefe niedergedrückt; und an denjenigen Stellen, wo ein Wellenberg mit einem Thal zusammentrifft, wird das Wasser auf seiner ursprünglichen Höhe gehalten, die es im Ruhezustand einnimmt. Diese Erscheinungen der Interferenz gelten auch für den Fall, dass an beliebig vielen Punkten gleichartige oder ungleichartige Wellensysteme hervorgerufen würden und regeln sich nach dem Gesetze der Superposition, demzufolge jedes Theilchen die Verschiebung erleidet, welche die algebraische Summe aus allen den Verschiebungen ist, die die einzelnen Wellensysteme in dem nämlichen Augenblicke an dieser Stelle auslösen würden.

Die Interferenz der Wellen kann auch anstatt durch Wellenerzeugung an verschiedenen Punkten dadurch entstehen, dass man von einem Punkte aus Wellen sich bilden und an einer festen Wand reflektiren lässt. Der Wellenzug, der unaufgehalten beständig vorwärts schreiten würde, ohne umzukehren, wird von der entgegenstehenden Wand mit einem gewissen Verlust seiner lebendigen Kraft in rückläufigem Sinne abgestossen; und wenn von

dem Erregungspunkte aus immer neue Wellenzüge nachrücken,
so schieben sich die direkten und reflektirten Wellen im entgegengesetzten Sinne mit gleicher Geschwindigkeit durcheinander.
Entsprechend je der halben Länge der interferirenden Wellen
bilden sich Punkte, wo die einzelnen Wassertheilchen bald zu
doppelter Höhe des Berges einer einzelnen Welle sich erheben,
bald in die doppelte Tiefe ihres Thals herabsinken und somit
am stärksten auf und ab schwingen, und andere Punkte, wo der
Wellenberg der direkten immer mit dem Wellenthal der reflektirten und umgekehrt zusammenfällt und somit ständig die
Wassertheilchen in Ruhe sind. Jene Punkte sind die Schwingungsbäuche, diese die Knoten, und die Wellen selbst werden, weil
ihre Form nicht fortschreitet, als stehende Wellen bezeichnet,
im Gegensatz zu den fortschreitenden Wellen, aus denen sie
entstanden.

Alle diese Erscheinungen, die auf dem bewegten Wasserspiegel dem Auge sinnfällig sich darstellen, dienen als Grundlage und Analogon für die Vorstellung von der Schallausbreitung;
nur ist hier unter der Annahme eines allseitig gleichen Drucks
in den leitenden Medien die seitliche Abweichung gehindert und
pflanzt sich von der Schallquelle aus die Bewegung in geraden
Linien fort nach allen Dimensionen des Raums, gewissermaassen
in den Radien einer Kugel, deren Mittelpunkt die Schallquelle
ist. Auf diesen Linien führen die einzelnen Theilchen schwingende
Bewegungen hin und her aus, indem sie gegen ihre Nachbarn
andrängen und wieder zurückschnellen, und sie setzen somit
eine Welle zusammen, wo statt der Berge Verdichtungen, statt
der Thäler Verdünnungen zu denken sind. Die Bewegungs-
richtung der einzelnen Theilchen und diejenige, in welcher die
Welle fortschreitet, fallen zusammen, beide sind longitudinal.
Zwischen der reellen Bewegung der einzelnen Theilchen und
der virtuellen Bewegung der Welle besteht wieder die Beziehung,
dass die Welle um ihre eigene Länge fortschreitet in der Zeit

einer ganzen Schwingung der Theilchen. In einem beliebigen
Medium, dessen Fortpflanzungsgeschwindigkeit 1000 Meter in
der Sekunde betragen möge, legt die Welle, die z. B. eine Stimmgabel von 500 Schwingungen erzeugt hat, 2 Meter in $^1/_{500}$ Sekunde
zurück, während welcher Zeit jedes Theilchen eine ganze
Schwingung macht, deren Weite vielleicht nur 0,000 000 1 mm ist.
Und es bleiben, wie bei den Wasserwellen, die Länge der Schallwellen, die Abstände der Punkte stärkster Verdichtung bei ihrem
Fortschreiten in einem unbegrenzten Medium stets constant,
indess die Amplitude der schwingenden Theilchen in jeder Welle
allmählich kleiner und kleiner wird. Die Tonhöhe bleibt dieselbe, die Tonstärke vermindert sich mit dem Quadrate der
Entfernung von dem Erregungspunkte und zwar im Allgemeinen
gleichmässig bei den Wellen der verschiedensten Längen.

Denn die Fortpflanzungsgeschwindigkeit hat in jedem Medium
den gleichen Werth für alle Töne, was schon daraus hervorgeht,
dass die Melodie eines Concertstücks ebenso in der Ferne sich
zu erkennen giebt, wie in der Nähe. Indess wird unter Umständen doch ein Faktor störend wirksam, der schon bei der
Tonerzeugung zu Differenzen Anlass gab, die lebendige Kraft.
Da diese bei den tiefen Tönen ceteris paribus stärker ist, so
muss sie sich auch bemerkbar machen bei der Fortpflanzung,
wo es gilt, gewisse Widerstände zu überwinden. In diesem
Sinne sind von Bedeutung experimentelle Beobachtungen, die
Warburg[1] vor vielen Jahren angestellt hat. Warburg be-
diente sich bei seiner Versuchsanordnung einer Spieluhr, die so
allseitig isolirt war, dass ihre Töne nur an einer Stelle und
zwar durch einen Holzstab heraustraten. Wurde mit diesem
Holzstab eine Glasröhre verbunden, so wurde die Melodie der
Spieluhr lückenlos dem Ohre zugeleitet, sobald aber Körper von
grösseren inneren Widerständen die Leitung übernahmen, z. B.

[1] Poggend. Ann. d. Ph. u. Ch. 1860. XIX, p. 89.

ein Kautschukstab, ein Bleidraht oder ein schlaffes Hanfseil, so
wurden bei hinreichender Länge nur die tieferen Töne der Spiel-
uhrmelodie wahrgenommen, alle höheren fielen aus. Aehnliche
Widerstandswirkungen übt unter Umständen bei grössseren
Distanzen auch die Luft bei der Schallfortpflanzung aus. Der
Donner, welcher bei einem nahen Gewitter durch schmetternde
und gellende Beimengungen höherer Tonlagen ausgezeichnet ist,
verliert diese Componenten bei weitester Entfernung und giebt
sich nur noch durch tiefes Brummen und Rollen zu erkennen.
Vom Tosen des Meeres hört man am Ufer hinter einem Hügel
oder in der Entfernung zuerst nur das dumpfe, rhytmische
Stossen oder continuirliche Rollen der Brandung; bei der An-
näherung mischen sich immer hellere Geräusche ein, die dem
tiefen Wellenbasse zuletzt an Stärke für die Empfindung min-
destens gleichkommen.[1]) Und es ist eine alltägliche Erscheinung,
dass beim Heranrücken einer Marschmusik aus der Ferne diese
nur und zuerst durch die Töne der tiefen Instrumente sich dem
Ohr verräth, obwohl der Bass in der Nähe nicht in diesem
Grade gegen die andern Instrumente sich heraushebt.

Wenn sich in einem Punkte im Raum verschiedene Wellensysteme treffen, so geschieht dasselbe, wie bei den interferirenden
Wasserwellen. Sind es gleich lange Wellen gleich hoher Töne,
deren Phasen gegen einander verschoben sind, so kann es
kommen, dass, wenn genau Verdichtung der einen Welle mit
Verdünnung der andern zusammenfällt, was einer Verschiebung
um die halbe Wellenlänge stets entspricht, diese entgegengesetzten Wirkungen sich zu absoluter Stille aufheben. Beträgt
die Phasenverschiebung solcher Wellen einen kleineren oder
grösseren Bruchtheil der gemeinsamen Länge, so wird die
Summirung beider fortdauernd entweder eine Tonschwächung
oder Tonstärkung zur Folge haben, immer aber der resultirende

---

[1]) Stumpf, l. c. T., S. 208.

Ton vollkommen sich gleichbleibend dahinfliessen. Sind indess die interferirenden Wellen von ungleicher Länge, weil verschiedenen Tonhöhen entsprechend, so entstehen an dem Treffpunkte wechselnd — der Differenz der Wellenlängen entsprechend häufig — Verstärkungen, Schwächungen und Aufhebungen, der resultirende Ton giebt Schwebungen und Stösse. Diese Schwebungen scheinen Anlass zu sein, dass unter Umständen Combinationstöne sich bilden, indem z. B. beim Zusammenklange zweier Töne noch ein dritter von der Differenz der Schwingungszahlen dadurch entsteht, dass diese Stösse wie andere periodische Stösse einen Ton auslösen, wenn sie so rasch auf einander folgen, dass sie einzeln nicht mehr wahrgenommen werden.

Von besonderer Bedeutung werden für die Fortpflanzung der Schallwellen die Bewegungsänderungen, welche durch Reflexion hervorgerufen werden, und zwar interessiren hier nicht nur, wie bei den Wasserwellen, die interferirenden Wellen, welche in der Schallrichtung rückläufig werden, sondern auch diejenigen, welche an der Grenzwand in das neue Medium übertreten und hier weiter fortschreiten.

Die ersteren geben, worauf schon oben hingewiesen wurde, Veranlassung zu stehenden Wellen und bilden mit ihren Knoten und Schwingungsbäuchen die wirksame Schallursache der longitudinal schwingenden Instrumente. So pflanzt sich z. B. in einer 1 Meter langen gedeckten Pfeife ein genügend lang anhaltender Luftstoss vom offenen Ende als Verdichtung mit einer der Luft entsprechenden Geschwindigkeit von etwa 340 Metern gegen das geschlossene Ende fort und wird hier als in einem Knoten, wo die stärkste Compression stattfindet, als Verdichtung gegen das offene Ende reflektirt. Am offenen Ende, an welchem die Lufttheilchen am besten ausweichen können, liegt die Mitte eines Schwingungsbauchs, wo die vor der Reflexion vorhandene Verdichtung in eine Verdünnung übergeht. Auch die Verdünnung tritt gewissermaassen in Folge eines negativen Drucks

in die Pfeife, macht in ihr einen Hin- und Hergang und wird
nach ihrer Rückkehr zum offenen Ende wieder zu einer Verdichtung, sodass dann die Lufttheilchen wieder auf dem Punkte
sind, von dem sie ihre erste Schwingung begannen und in
gleicher Weise wiederholen können. Nach einem 4 fachen Durchmessen der Pfeifenlänge hat also die volle Welle ihren Weg, in
diesem Falle von 4 Metern, zurückgelegt, und zwar, da die
Schallgeschwindigkeit in der Luft für die Sekunde mit 340 Meter
angenommen ist, in dem Zeitraum von $^1/_{85}$ Sekunde. Würden
sich 85 Wellen hinter einander folgen, so würde dadurch eine
Sekunde lang ein continuirlicher Ton erzeugt, der ziemlich genau
dem F der grossen Oktave entspräche. Wäre die Luft in der
Pfeife 20^0 wärmer gewesen, so würde, da bei behinderter Ausdehnung die Elasticität der Luft gewachsen wäre, die Schallgeschwindigkeit ca. 352 Meter betragen haben und dadurch ein
Ton von 88 Wellen, also von grösserer Tonhöhe, erzeugt sein.

Dieser Ton ist der Grundton, der tiefste Ton, dessen die
Pfeife fähig ist. Bei dem nächst höheren Tone einer solchen
Pfeife bildet sich ein Schwingungsknoten, der um $^1/_3$ der Pfeifenlänge vom offenen Ende absteht; ein noch höherer Ton hat 2
Schwingungsknoten je in $^1/_5$ und $^3/_5$ der Pfeifenlänge, genau wie
das sich auch für die longitudinal schwingenden Stäbe ergab, die
an einem Ende befestigt waren. Die Tonfolge entspricht der Reihe
der ungeraden Zahlen 1, 3, 5, 7. Eine offene Pfeife muss, um
denselben Grundton wie eine gedeckte zu geben, von der doppelten
Länge der letzteren sein. Ein Verdichtungsstoss, der in das eine
Ende eintritt, pflanzt sich bis zum andern Ende fort, wird hier
als Verdünnung reflektirt und kehrt zum ersten Ende zurück,
von wo er mit geänderter Phase als Verdichtung wieder in die
Pfeife zurückkehren kann. Wäre die Pfeifenlänge 2 Meter gewesen, so würde bei einer Schallgeschwindigkeit der Luft von
340 Meter wieder die gleiche Entfernung durchlaufen sein und
ein Ton von 85 Schwingungen resultiren, den auch die halb so

lange gedeckte Pfeife ergab. Bei der offenen Pfeife ist die Reihe der relativen Schwingungszahlen durch die Zahlen 1, 2, 3, 4 . . . gegeben.

Aus diesen Betrachtungen springt schon der wesentliche Unterschied hervor, der durch den Umstand bedingt ist, ob die Reflexion an der Grenze gegen ein dichteres Medium oder gegen ein dünneres erfolgt. Die Deckplatte der Orgelpfeifen vertrat die Grenzschicht eines dichteren, das offene Ende die eines dünneren Mediums, weil die umgebende Luft offenbar ausweichfähiger, als die eingeschlossene, ist; dort erfolgte die Reflexion mit ungeändertem, hier mit geändertem Dichtigkeitszustand.

Man kann, um die Differenz der Vorgänge sich anschaulicher zu machen, zurückgreifen auf die Stosswirkungen, welche in einer Reihe neben einander liegender Elfenbeinkugeln ersichtlich sind. Sind diese Kugeln von gleicher Masse, so überträgt sich ein Stoss, den man der ersten Kugel ertheilt hat, durch die ganze Reihe der Kugeln; jede Kugel kommt, nachdem sie ihre Bewegung abgegeben hat, wieder in Ruhe, nur die letzte der Reihe fliegt fort. So überträgt auch jedes schwingende Lufttheilchen auf das ihm vollkommen gleichende folgende seine ganze Bewegung und verlässt, in der Ruhelage angekommen, dieselbe nicht mehr, wenn nicht ein neuer Impuls von dem bewegenden Punkte aus es trifft. Anders jedoch, wenn eine Bewegung an der Grenze zweier verschiedener Massen ankommt. Wenn eine Kugel auf eine zweite stösst, die von grösserer oder geringerer Masse ist, so bleibt sie in beiden Fällen nach dem Stosse noch in Bewegung; ist die gestossene Kugel kleiner, so schreitet die stossende Kugel in der Stossrichtung vorwärts, ist die gestossene Kugel grösser, so wird die stossende zurückgeworfen, entgegen ihrer früheren Bewegung. In jenem Falle wird bei der Schallreflexion aus der ankommenden verdichteten Welle eine verdünnte reflektirte — und umgekehrt — werden, in diesem Falle bildet sich aus der ankommenden verdichteten wieder eine verdichtete reflektirte Welle.

In dem einen wie in dem andern Falle ist klar, dass die ursprüngliche Bewegung nur mit einem mehr oder weniger grossen Bruchtheil in das neue Medium übertritt, in welchem sie sich dann nach den für dieses geltenden Gesetzen fortpflanzt. Je mehr verschiedene Medien aufeinander folgen, resp. je mehr in einem nicht homogenen Medium sich Stellen verschiedener Dichtigkeit finden, umso grösser wird die Abschwächung der primären Schallstärke sein. Genau wie das Licht an der Trennungsfläche verschiedener optischer Mittel, von denen jedes für sich durchsichtig ist, gehemmt werden kann, oder wie die Wärmestrahlen durch Einschiebung poröser lufthaltiger Körper zurückgehalten werden, so gilt das Gleiche auch für die Schallwellen. Ein Knochengewebe mit vielen und ungleichen pneumatischen Hohlräumen ist ein schlechter Schallleiter.

In ähnlicher Weise schallschwächend wirkt mehrfache Reflexion, wenn die Massentheilchen eines Medium sich zwar continuirlich berühren, sich aber nicht in gleicher linearer Richtung folgen. Während in der Luft cylindrischer Communicationsröhren der Schall an seitlicher Abstrahlung gehindert und immer wieder unter congruentem Winkel gegen das Lumen reflektirt wird und somit seine Schwingungen mit fast ungeschwächter Kraft sich über weite Entfernungen fortpflanzen können, wird der Schall in vielfach und ungleich geknickten und verschieden weiten Röhren durch mannigfache Beugung und Reflexion erheblich herabgesetzt.

Die wichtigste Anwendung in der Physiologie findet die Reflexion für die Fälle, wo der Schall von einem in bestimmten Perioden schwingenden Körper gegen einen anderen in gleichen Perioden schwingungsfähigen Körper trifft und reflektirt wird. Es wird dadurch der Vorgang ausgelöst, den man unter Resonanz begreift.

Stellt man zwei Stimmgabeln von absolut gleichen Schwingungszahlen sich in einiger Entfernung gegenüber und versetzt man die eine in Schwingungen, so pflanzen sich deren Schallwellen durch die Luft gegen die andere fort. Ein Theil der Bewegung wird an dieser reflektirt, ein anderer tritt in die zweite Stimmgabel über, um sich hier mit entsprechend verringerter Amplitude der schwingenden Theilchen fortzupflanzen. Die Theilchen der Grenzschicht geben die empfangene Bewegung an ihre Nachbarn ab und kommen ihrerseits wieder zur Ruhe gerade in dem Moment, wo von der primären Stimmgabel eine neue Welle gegen sie anprallt. Indem auch diese wieder und ebenso alle, die in absolut gleichen Zwischenräumen ihr folgen, gerade im rechten Augenblick auftreffen, um die anfänglich kleine Erschütterung zu verstärken, bewirken sie, dass die zweite Stimmgabel allmählich stärker und stärker schwingt, bis sie schliesslich einen deutlichen Ton, ihren Eigenton, erzeugt. Gerade wie ein einzelner Mann durch taktmässiges Treten eine unendlich viel schwerere Brücke zu erschüttern oder durch rhythmischen Seilzug das grosse Gewicht einer Kirchenglocke in Bewegung zu setzen vermag, so summiren sich hinter einander die einzelnen periodischen Anstösse der fortschreitenden Wellen, bis sie nach und nach die zweite Stimmgabel in resonirende stehende Schwingungen versetzen. Noch leichter, als die relativ bedeutende Masse der Stimmgabeln resoniren elastische Saiten und Membranen oder abgeschlossene Luftsäulen. Singt man gegen die Klaviersaiten, deren Dämpfer man gehoben hat, einen anhaltenden Ton, so findet man, dass alle diejenigen Saiten, welche mit dem gesungenen Ton und dessen Nebentönen in Einklang sind, ertönen. Für die gespannten Membranen hat Helmholtz experimentell die charakteristischen Eigentöne gefunden, die durch aufgestreuten Sand in verschiedenen schwingenden Abtheilungen sich darstellen liessen. Je nach der Grösse oder der Spannung oder dem Volumen des mit den Membranen verbundenen Luftraumes änderte sich die Höhe des Grundtones und jede Berührung oder Belastung führte zu Störungen, bis zu völliger Aufhebung des Membrantons. Der beste Resonator wird durch einen abgeschlossenen Luftraum dargestellt, wie z. B. in den Helmholtz'schen Resonanzkugeln oder den Kundt'schen Röhren. Als letztere dienen cylindrische, je am Ende mit einem Kork verschlossene Glasröhren. Lässt man an dem einen Ende einen hohen Ton erklingen, so treten dessen Wellen in die eingeschlossene Luft der Röhre ein, pflanzen sich hier gegen das andere Ende fort und werden reflektirt; indem immer gleiche Wellenzüge nachrücken, bilden sich bei vorhandener Congruenz der Wellenlänge mit der Länge der ganzen oder theilbaren Luftsäule stehende Wellen aus, und wenn man ein leichtes Lycopodiumpulver in die Röhre gebracht hat, so sieht man, wie dieses in der horizontal gehaltenen Röhre an den Schwingungsknoten sich zu ausgezogenen Häufchen ansammelt, deren Abstand der halben Welle des benutzten Tones entspricht.

Immer ist es eine immanente Eigenschaft aller resonirenden Körper, dass sie vollkommen nur reagiren auf einen Ton, dessen Schwingungszahl mit ihrer eigenen in absoluter Uebereinstimmung ist, schwach dagegen auf dessen Obertöne und gar nicht auf alle anderen Töne. Wenn manche von ihnen durch Veränderung der Spannung oder der Grösse zu Zeiten auch verschieden abgestimmt werden, so ist doch festzuhalten, dass in jedem Zeitpunkt nur immer der eine Ton und seine harmonischen Töne zur Geltung kommen können, alle andern ohne Wirkung bleiben. Man bedient sich deshalb zur Klanganalyse einer ganzen Reihe von abgestimmten Resonatoren, und eine solche Reihe abgestimmter Resonatoren hat man in dem Cortischen Organ anzunehmen. Es bleibt zunächst zu untersuchen, auf welche Weise physiologisch die Schallzuleitung zu diesem Organ im Ohre erfolgt.

Schallwellen treffen auf die Körperoberfläche überall auf, nur pflanzen sie sich von allen Stellen nicht gleich gut zum percipirenden Organ fort. Theils wird ihre Aufnahme durch starke äussere Weichtheilbedeckungen gehemmt, theils ihre Fort-pflanzung durch ausgegedehnte, schlecht leitende und vielfach unterbrochene Körpergewebe erschwert.

Je elastischer, je besser schallleitend das den Schall ver-mittelnde Medium ist, um so stärker erfolgt dessen Uebertragung. So kann man z. B. beobachten, wenn man in Wasser schwimmend den Kopf untertaucht, dass man den Schall zweier gegen einander geriebener Kiesel oder den Ton einer angeschlagenen Glocke viel deutlicher hört, als es ausserhalb des Wassers in der Luft bei gleicher Entfernung vor dem Ohr der Fall ist. In beiden Fällen hört man — abgesehen von der Tonvertiefung und der veränderten Klangfarbe, welche die Schallerzeugung unter Wasser bedingt — nicht nur stärker, sondern hat auch deutlich die Empfindung, als ob die Tonwellen allseitig den Kopf umspülten und in sein Inneres direkt durch die Kopfknochen eindrängen; offenbar deswegen, weil in diesen Fällen so der Schall viel un-mittelbarer zum inneren Ohr in der Labyrinthkapsel sich fort-pflanzen kann als durch Vermittelung erst der Luft des äusseren Gehörgangs und Mittelohrs. — Und eine Scheibe Holz, die man zwischen den Stiel einer tönenden Stimmgabel und den Knochen des Warzenfortsatzes hält, leitet den Stimmgabelton viel besser, als eine gleich dicke zwischen Stiel und Knochen eingeschaltete Luftschicht. Selbstverständlich wird, wenn man, ohne Holz ein-zuschieben, den Stiel direkt auf den Knochen setzt, dieser noch deutlicher gehört werden, weil ein schallschwächendes Medium in Fortfall gekommen ist.

Gewöhnlich ist die umgebende Luft der Schallvermittler, und diese dringt am nächsten und continuirlich zum inneren Ohr nur auf dem Wege des äusseren Gehörgangs. Man hat denselben oft als »Schalltrichter« aufgefasst, indem wie

Landois[1]) sagt »alle Schallstrahlen zuerst gegen seine Wand fallen und von hier gegen das Trommelfell reflektirt werden«. Diese Auffassung wäre berechtigt, wenn dem Gange eine cylindrische oder eine stets constante kegelförmige Gestalt mit in allen Durchmessern absolut proportional abnehmender Weite zukäme. Die Anatomie lehrt aber das Gegentheil und zeigt den Gehörgang als einen in allen Dimensionen ungleichmässig und physikalisch regellos gestalteten Gang, oft bei demselben Individuum mit mannigfachen Varianten. Aus dieser Configuration ist physiologisch nur die zum Schutze wichtige Funktion herzuleiten, dass sie die eintretenden Schallwellen in ihrer Intensität erheblich herabsetzen kann. Zugleich wird durch sie der Gang zu einem hervorragenden Wärmeregulator, indem besonders in den tieferen Theilen des Ganges die Temperatur sich auf Körperwärme hält, welche ihm von den wärmereichen anstossenden Geweben zugeführt wird. Die dem Gehörgang vorgelagerte Muschel ist bei Thieren, wo sie beweglich ist, ein vorzügliches Mittel, um die Richtung, aus welcher der stärkste Schall kommt, zu erkennen; die menschliche Muschel ist, weil sie fixirt ist, weniger zu diesem Zweck geeignet und auch nicht so nöthig, weil sie durch die freiere Beweglichkeit des ganzen Kopfes überflüssig gemacht ist.

Die Schallwellen, welche den innersten Abschnitt des äusseren Gehörgangs erreichen, müssen hier mit wiederholtem Verlust ihrer Energie das Trommelfell erst durchsetzen, ehe sie weiter in die Luft des Mittelohrs und von da in den Knochen der Schneckenkapsel übertreten.

Man hat allgemein bisher der Einschiebung des Trommelfells und diesem selbst eine die Schallfortleitung auf's innere Ohr begünstigende, ja der Hauptsache nach erst ermöglichende Wirkung zugeschrieben, wohl ausgehend von der Erfahrung,

---

1) Landois, Lehrb. d. Physiolog. d. Menschen. 4. Aufl., S. 918.

dass bei Zerstörung des Trommelfells und seiner Adnexa eine nicht unwesentliche Alteration des Hörvermögens beobachtet wurde. Alle Ansichten liefen darauf hinaus, dass die Schallschwingungen zuerst das Trommelfell, dann die ihm verbundene Knöchelchenkette und vermittelst der Steigbügelplatte das Wasser des Labyrinths erschütterten. Für die genauere Art und Weise des Vorgangs waren hauptsächlich zwei Theorieen maassgebend.

Die ältere geht auf Johannes Müller[1]) zurück, der eine molekulare Uebertragung wie durch einen geraden Stab, so durch die Reihe der Gehörknöchelchen annahm. Diese Theorie hat man mit Recht fallen lassen, deswegen, weil eben die günstigen Verhältnisse, welche ein gerader Stab den fortschreitenden Wellen bieten könnte, im menschlichen Ohr durch die Construktion der Kette nach Möglichkeit vermieden sind. Die Gehörknöchelchenkette stellt keinen geraden Stab dar, sondern sie ist mit ihren eingeschobenen Gelenken und Zwischenknorpelscheiben und ihren vielfachen, durch Knochenfortsätze und Bänder bedingten Berührungen mit den Mittelohrwänden, ganz dazu an gethan die exakte und isolirte Schallübertragung auf das ovale Fenster möglichst zu verhindern. Die Unterlage, die Johannes Müller für seine Annahme hatte, war der richtig erkannte Satz, dass nur bei stärksten Schallwirkungen es zu Beugungsschwingungen des Trommelfells kommen könne. Diesen Satz glaubte Helmholtz[2]) vernachlässigen zu dürfen, als er seine Theorie aufstellte, dass unterschiedslos alle auftreffenden Schallschwingungen das Trommelfell mit sammt der Gehörknöchelchenkette in toto ein- und auswärts bewegten, und damit eine Massenverschiebung des Labyrinthwassers vom ovalen zum runden Fenster hervorriefen. Helmholtz stützte sich auf Experimente, die unter Anwendung stärkster Schallschwingungen angestellt

---

[1]) Joh. Müller, Handb. d. Physiol. d. Menschen, 1840, Bd. 2, S. 425 f.
[2]) Helmholtz, Die Mechanik d, Gehörknöchelchen und d. Trommelfells. Pflüger's Arch. 1.

waren und übertrug die Ergebnisse allgemein auf das Verhalten
sämmtlicher, auch der zartesten Schallschwingungen. Das Verfahren, welches Helmholtz anwendete und durch seinen
Schüler Buck[1]) publiciren liess, war nach Eröffnung des Pauken-
dachs folgendes:

Als Schallquelle wurden Orgelpfeifen von verschiedenen
Tonhöhen benutzt. Um die Schwingungen der Luft in den
Pfeifen mit möglichst geringem Verlust in den äusseren Gehörgang überzuleiten, wurde das offene Ende der Pfeifen mit einem
Brettchen luftdicht verschlossen. In einer in der Mitte des
Brettchens angebrachten Oeffnung wurde eine 17 cm lange und
14 mm breite Glasröhre befestigt. Ausserdem war das freie Ende
dieser Röhre etwas zugespitzt und so mit Siegellack überzogen,
dass es luftdicht in den äusseren Gehörgang passte. Es wurden
dann unter Beleuchtung genau die Excursionen beobachtet und
mittelst eines Ocularmikrometers gemessen.

Es ergibt sich bei einiger Prüfung, dass bei dieser Versuchsanordnung Wirkungen erzeugt wurden, die weit über das Maass
der gewöhnlichen Schallwirkung hinausgingen. Es handelte
sich dabei um grobe Stösse und Erschütterungen, um Erzeugung
von ganz erheblichen Druckdifferenzen, die bei Schwingungen
allerstärkster Amplituden in die Erscheinung treten und die, wie
bekannt, zu einer Verschiebung noch über die Elasticitäts-
grenzen hinaus, zu einer Berstung des Trommelfells führen
können. Hätte man die Versuche mit den Orgelpfeifen in einer
Entfernung vor dem Ohre ausgeführt, wo das lebende Ohr sie
laut und deutlich, aber ohne unangenehme oder gar schmerz-
hafte Empfindungen gehört hätte, so würde man, wenn man
sich die allerfeinsten Präcisionsinstrumente dazu erfunden dächte,
keine Massenverschiebung, wo alle Theilchen sich synchronisch
und stets parallel verschieben, gefunden haben, sondern feinste

---

1) A. H. Buck, Untersuchungen über d. Mechanismus der Gehörknöchelchen. Arch. f. A. u. Ohrenhlkde. I, 2.

molekulare Schwingungen, wo von den einzelnen molekularen
Schichten zwar jede, solange eine Welle hindurchgeht, gleichzeitig in Bewegung ist, aber doch jede in anderen, wenn auch
sehr gering voneinander verschiedenen Phasen sich befindet.

Man hat die Dünnheit des Trommelfells, seine geringe Aus-
dehnung in der Richtung der Oscillation, als Stütze für die
Helmholtz'sche Ansicht verwerthen wollen und Landois z. B.
folgerte daraus (l. c. S. 917), »das Trommelfell müsse in stehenden
Beugungswellen schwingen, wie die Branchen einer tönenden
Stimmgabel oder eine angeschlagene Saite, weil aus jenem
Grunde seine Theilchen so oscillirten, dass sie stets in derselben
Phase der Bewegung sich befänden.« Nun wird es niemanden
einfallen, für irgend eine 0,1 mm dick zu denkende Querscheibe
in einem schallleitenden Holzcylinder oder für eine in diesen
eingeschobene 0,1 mm dicke Eisenscheibe wegen ihrer Dünnheit
eine anders geartete Bewegung anzunehmen als im ganzen
Holzcylinder, nämlich eine Bewegung in fortschreitenden Wellen;
und ebenso wenig darf man das bei den Schwingungen des
0,1 mm dicken Trommelfells thun. Das Zeitintervall, welches
zwischen dem Schallauftreffen an der Aussen- und der Innen-
fläche liegt, beträgt bei einer Fortpflanzungsgeschwindigkeit
von etwa 1000 m in der Trommelfellsubstanz zwar nur ein
Zehnmillionstel Sekunde, gibt deswegen aber, wenn man die
minimalen Zeiten in denen überhaupt der Schall sich fortpflanzt
berücksichtigt, noch keinen Grund ab, eine anders geartete Bewegung als die in fortschreitenden Wellen dem Trommelfell bei
der Schallleitung zuzuschreiben.

Auch die relative Länge der Schallwellen ändert daran nichts.
Wenn z. B. Hensen[1] auf den dem Trommelfell eingewebten
Hammer exemplificirend sagt, dessen Moleküle würden schon
bei den Tönen kürzester Wellenlänge alle fast in gleiche Rich-

---

[1] Hensen, Handb. d. Physiologie (Hermann), Gehör, 1880, II, S. 51.

tung gedrängt und deshalb müsste sich die ganze Masse des
Hammers und ebenso die der andern Knöchelchen in die gleiche
Bewegung setzen, so ist das theoretisch eben nur annähernd
richtig.

Die Grösse der Wellenlänge an sich hat gar nichts zu
thun mit der Grösse des Ausschlags, den jedes einzelne Molekül
macht. Beides sind notorisch sehr differente Dinge. Denn
während sich die Welle durch bedeutende Entfernungen vorwärts bewegt, macht jedes einzelne Theilchen, durch welches
sie geht, nur eine kleine Bewegung hin und her, und eine
grössere Wellenlänge involvirt keineswegs auch eine entsprechend
grössere Excursion der schwingenden Moleküle. Während die
einzelne Welle eines Tones von z. B. 500 Schwingungen in
$^1/_{500}$ Secunde eine Strecke von 2 m zurücklegt, braucht jedes
einzelne Molekül nur eine ganz verschwindend kleine Strecke
in derselben Zeit zu durchmessen. Von der Grösse dieser
letzteren Strecke hängt es offenbar im Wesentlichen ab, ob das
ganze Punktsystem der Trommelfellmoleküle so weit verschoben
wird, dass eine Bewegungsauslösung der Kette im Ganzen daraus
resultirt. Denn wenn auch der offenbar grosse Unterschied
zwischen Wellenlänge und Trommelfelldurchmesser — auch bei
den höchsten hörbaren Tönen — dazu führen könnte, dem
Trommelfell gegenüber der Wellenlänge eine nur punktförmige
Dimension einzuräumen, so darf das nur als Annäherungswerth
gelten und von der theoretisch exakteren Vorstellung nicht ab-
drängen, dass das Trommelfell in der Schallrichtung doch ein
System hintereinander liegender Moleküle darstellt und dass diese
Moleküle wie bei fortschreitenden Wellen in anderen Medien
sich streng genommen in verschiedenen Phasen der Bewegung
befinden und zwar ganz einerlei von welcher Länge die Wellen
sind. Vollends beweist die Wellenlänge nichts für die Amplituden
der schwingenden Moleküle. Die Wellenlänge sagt nur über den

Zeitraum aus, innerhalb dessen alle Moleküle succesive ihre Schwingungen in einer Welle beendet haben, so z. B., dass eine beliebige Amplitude in einer Welle von 2 m in $^1/_{500}$ Secunde, in einer Welle von 0,2 m aber schon in $^1/_{5000}$ Secunde von jedem Molekül vollendet ist. Wie gross die Amplitude jeweils ist, darüber besagt die Wellenlänge nichts; das ist ein Faktor ganz für sich, der um so mehr die Beachtung verdient, als er ausschlaggebend für die Frage ist, unter welchen Umständen die Kette in Aktion tritt. Denn offenbar erfordert die Kette mit ihren schlaffen Gelenkkapseln und ihren vielfachen Bandbefestigungen schon ein relativ grosses Maass molekularer Schwingungsbreite, um zunächst die Gelenkverbindungen anzuspannen und die Gelenke ineinandergreifen zu lassen und um dann die Widerstände in den Haftbändern und den verschiedenen Hebelarmen zu überwinden. Erst grösste molekulare Amplituden, die mit einem Schlage das Trommelfell durchsetzen, können den sich als Ganzes bewegenden Mechanismus der Kette auslösen und mit einem etwa verbleibenden Ueberschuss dann auf das Labyrinthwasser drücken.

Die Grösse der molekularen Amplitude wird, wie gesagt, nicht bestimmt durch die verschiedene Wellenlänge. Sie kann bei gleich hohen Tönen verschieden, sie kann bei hohen wie tiefen Tönen dieselbe sein, sie wird bestimmt durch die Höhe der Wellen, d. h. durch die Schallintensität. Diese kann von vornherein äusserst gering sein oder sie kann beim Aufhören der Tonerzeugung oder abnehmend mit wachsender Entfernung von der Schallquelle bis auf Null herunter sich abschwächen. Es liegen exacte Experimente [1] mittelst Orgelpfeifen vor, wo aus der Entfernung, in welcher diese noch gehört

---

[1] Töpler und Boltzmann. Ueber eine neue optische Methode, die Schwingungen tönender Luftsäulen zu analysiren. Poggend. Annalen d. Phys. u. Chemie. Bd. 141, S. 321 f., und Rayleigh, Ueber die Amplituden von Schallwellen, Beibl. zu Poggend. Ann., Bd. 1, S. 503.

wurden, genau die wirksame Schallintensität bestimmt werden
konnte, welche noch Gehörswahrnehmungen auslöst. Dabei er-
gaben sich für die Amplituden der vor dem Ohr schwingenden Lufttheilchen Werthe, die von 0,00004 bis weniger als 0,0000001 mm
betrugen. Während in dem einen Falle zur Untersuchung eine
Pfeife von 2730 Schwingungen benutzt wurde, diente in dem
anderen und ganz besonders sorgfältig beobachteten (Töpler
und Boltzmann) eine solche von 181 Schwingungen zur Grundlage, also gerade aus demjenigen Tongebiete, für welches man
ohrenärztlicherseits das Trommelfell als unumgänglich nothwendigen Ueberleitungsweg im Helmholtz'schen Sinne bisher
betrachtete. Berücksichtigt man dabei, dass jene für die Amplituden gefundenen Werthe in dem gewundenen Gehörgang durch
vielfache Reflexion noch erheblich sich verringern und ebenso
in der Substanz des Trommelfelles selbst sich noch reduciren,
so ist damit m. E. der Beweis geliefert, dass diese Töne, hohe
wie tiefe, und gerade die allerschwächsten, durch das Trommelfell hindurchgegangen sein müssen, ohne die Kette dabei in
toto in Schwingung versetzt zu haben.

Eine vielverbreitete Auffassung nimmt, um an dem in toto
Schwingen des Trommelfells festhalten zu können, Bezug auf
die stehenden Schwingungen mittönender Membranen und be-
hauptet, auch »das Trommelfell schwinge im Princip wie ein
Resonator« (Hermann).[1] Diese Auffassung scheint Helmholtz selbst, wenn er sie auch nicht offen ausgesprochen hat,
doch dadurch haben begünstigen zu wollen, dass er in seiner
Lehre von den Tonempfindungen (S. 61) die Benennungen Mit-
tönen und Mitschwingen als gleichbedeutend gebraucht und dann
(S. 208 ff.) unter der Ueberschrift »Mitschwingende Theile im
Ohre« den Mechanismus des Trommelfells und der Knöchelchenkette abhandelt. Indess ein Mitschwingen des Trommelfells im

---

[1] Hermann, Lehrb. d. Physiologie, 10. Aufl., 1892, S. 498.

Sinne eines Resonators, wie ihn gespannte Membranen darstellen, erscheint bei näherer Prüfung unhaltbar. Gespannte Membranen resoniren kräftig, wenn sie als Ganzes schwingen, nur für den Ton, welcher mit ihrem Eigenton übereinstimmt, weniger kräftig, wenn sie sich in einzelne durch Knotenlinien getrennte Abschnitte zerlegen, für diejenigen Töne, welche ihren Nebentönen entsprechen. Der Eigenton des Trommelfells entspräche dem f''', folglich könnte dasselbe nur diesen Ton oder dessen Obertöne mitschwingend aufnehmen und würde auf alle anderen etwa 40 000 Töne, die de facto wahrgenommen werden, wenig oder gar nicht reagiren können. Bei diesem offenbaren Widerspruche mit der Wirklichkeit hat man nun die Belastung und veränderliche Spannung des Trommelfelles als Argumente benutzt, dass dasselbe »gleichsam unendlich viele Eigentöne habe«. Die Belastung einer gespannten Membran bildet aber zugegebener Weise einen Hinderungsgrund, dass überhaupt Mitschwingungen statthaben, und die veränderliche Spannung würde zwar verschiedene Eigentöne in verschiedenen Zeiteinheiten, aber nicht in derselben Zeiteinheit, wie es der Fall sein müsste, begründen: In einem bestimmten Zeitpunkte würde die jeweilige Spannung doch immer nur den einen durch sie jeweilig bedingten Eigenton zu Gehör kommen lassen können, alle anderen Töne wenig oder gar nicht. Es müssten Tausende von Trommelfellen vorhanden sein, wenn sie als Resonatoren wirken sollten.

Alle Versuche, zu deduciren, das Trommelfell mitsammt der Knöchelchenkette schwinge beim Schall in toto, lassen ausserdem ein gewisses physiologisches Bedenken ganz unberücksichtigt. Wenn nämlich die Gehörknöchelchenkette wirklich einen als Ganzes mitschwingenden Schallleiter darstellen sollte, so müssten auch die beiden sich je am Hammer und Steigbügel ansetzenden, kleinen, quergestreiften Muskeln in niemals unterbrochener und ständig wechselnder Bewegung sein. Schallschwingungen treffen Tag und Nacht, immerfort aufs Ohr und,

·wenn sie manchmal auch unter der Schwelle des Bewusstseins
bleiben, so werden sie doch immerfort zugeleitet, und alle die
zuleitenden Theile müssten fortwährend, wenn auch minimal in
Thätigkeit sein. Wären dieses die Gehörknöchelchen und
schwängen sie als Ganzes mit, so würden auch die mit ihnen
verbundenen willkürlichen Muskeln fortwährend arythmisch in
Bewegung sein; ein Schluss, der in der Physiologie des Muskels
bisher noch kein Bürgerrecht hat.

Aus diesen Erwägungen geht hervor, dass an eine Schallübertragung durch die Kette im Helmholtz'schen Sinne ebenso
wenig zu denken ist, als, wie oben hervorgehoben, im Sinne der
von Joh. Müller aufgestellten Theorie. Beide Theorien verdanken ihre Entstehung im Grunde nur dem Bedürfniss, einen
physiologischen Zweck wahrscheinlich zu machen, den man nach
dem Standpunkt damaliger klinischer Beobachtung für den einzig
möglichen hielt, und beide verlieren diesen stützenden Unter-
grund, wenn man aus neueren und exacteren klinischen Be-
funden die physiologische Nutzanwendung zieht.

Es hat sich unwidersprochen gezeigt, dass selbst bedeutende
Schwingungsbeeinträchtigungen des Trommelfells, Trübungen
und Verkalkungen ohne erhebliche Störung des Hörvermögens
bleiben, selbst totale Defecte des Trommelfells und der Kette
sind nicht im Stande, das Verständniss für feinste Flüstersprache
aufzuheben. Wenn ein Patient, dem man operativ bei der Ra-
dicaloperation Trommelfell, Hammer und Amboss entfernt hat,
Flüstersprache bis zu 6 m und noch weiter hört, so zeigt das,
wie es besser ein physiologisches Experiment nicht thun kann,
dass ein so unendlich feiner physiologischer Vorgang, wie der
der Gehörswahrnehmung, in seiner fundamentalsten Vorbedingung,
in der Schallzuleitung, unmöglich an Mittelglieder gebunden sein
kann, welche so erhebliche Störungen vertragen, ohne dass eine
grosse Beeinträchtigung der supponirten Funktion damit verbunden wäre.

Auf Grund der kurz angeführten klinischen Beobachtungen construirte man, um nicht ganz mit den bisherigen Ueberlieferungen brechen zu müssen, zwei verschiedene Schallzuleitungen im Ohr: neben der normalen, als Luftleitung bezeichneten, Zuleitung von der Luft aufs Trommelfell und die Kette zum ovalen Fenster noch die zweite, die Kopfknochenleitung, welche ihren Weg direkt durch die Kopfknochen nehmen sollte und zwar einmal unmittelbar zum Labyrinth und zweitens mittelbar wieder durch Zwischenleitung, durch Trommelfell und Knöchelchenkette (Lucae[1]), Politzer)[2]), in welch letzterem Falle (nach Bezold)[3]) Trommelfell und Lig. annulare mehr von der Kante getroffen würde. Und weil man gefunden hatte, dass gerade die hohen Töne bei Ausschaltung des Mittelohrapparates am wenigsten in der exacten Wahrnehmung geschädigt waren, so hielt man für diese, jenseits von etwa c″, den Weg durch die Knochenleitung für den ausreichenden Zuleitungsweg, und hielt für die tiefen Töne an der Luftleitung durch Trommelfell und Kette als einzig gangbarem Wege fest. Eine derartige Doppelleitung, wie sie besonders von Bezold eifrig gelehrt wurde, hat aber, worauf schon Brooke[4]) und Beckmann[5]) hingewiesen haben, ihre schweren Bedenken wegen der gerade in den Grenzgebieten möglichen Interferenzen, und sie verliert jede Berechtigung, wenn man sich die Grundlage ansieht, welche in einer auf Stimmgabelversuche basirten Gegensätzlichkeit beider Leitungen gefunden wurde.

Bezold folgert z. B. aus dem Rinne'schen Versuche eine Superiorität der Luftleitung. Beim Rinne'schen Versuche wird bekanntlich der Stiel einer tönenden Stimmgabel auf dem Warzenfortsatz gesetzt, und wenn der Ton von hier verklungen ist,

[1]) Arch. f. Ohrenhlknde. I, 303.
[2]) Arch. f. Ohrenhlknde. I, 318.
[3]) Aerztl. Intelligenzbl. 85, Nr. 24, und Ueber d. funkt. Prüfg. d. m. Gehörorgans. Wiesb. 97, p. 50.
[4]) Lancet 43.
[5]) Zur Theorie d. Hörens, Verhdlg. d. D. etol. Ges. 98.

werden die Enden, ohne von Neuem angeschlagen zu sein, vor
den Gehörgang gehalten, durch den hindurch dann der Stimmgabelton wiederum vernommen wird. — Daraus schliesst
Bezold[1]: »Unter normalen Verhältnissen zeigt die Luftleitung
immer ein bedeutendes Uebergewicht über die Knochenleitung«.
Das ist ein Trugschluss, herbeigeführt dadurch, dass man
erst den Stiel vom Knochen und dann statt des Stiels in
Luftleitung ohne jede Nöthigung die Enden in Luftleitung
auf ihre Hördauer prüft. Legt man, wie das logischerweise
alle exacten Vergleichungen thun, bei Knochen- und Luftleitung
absolut den gleichen Maassstab an und prüft — da die Stimmgabelenden wohl in Luft-, aber nicht in Knochenleitung ver-
wendbar sind — in beiden Fällen mit dem Stimmgabelstiel, so
ergiebt sich, dass — umgekehrt — die Knochenleitung bedeutend
überwiegt über die Luftleitung: Wenn der Stiel in Luftleitung
nicht mehr gehört wird, kommt er wieder zu Gehör, wenn
man ihn direct auf den Knochen setzt; und wenn er in
Knochenleitung nicht mehr gehört wird, so wird er erst recht
nicht und niemals in Luftleitung gehört, auch wenn man ihn
genau an die Stelle vor den Gehörgang bringt, wo die Stimmgabelenden beim Rinne'schen Versuch hingehalten und gehört
werden. Stiel und Enden sind eben physikalisch nicht absolut
gleichwerthig, wie man das vielleicht theoretisch erwarten könnte
und bisher stets angenommen hat, wenn man bei den Stimmgabelversuchen schlechtweg von Stimmgabel sprach. Schon Chladni
hat gezeigt, dass man aus der Schwingungsweise eines an beiden
Enden freischwingenden Stabes sich leicht die Schwingungsweise
der Stimmgabel analysiren kann. Denkt man sich einen geraden
Stab, dessen beiden Knotenpunkte ziemlich nahe den Enden
liegen, in eine mehr gekrümmte Form gebogen, so bleiben die
beiden Knotenpunkte bestehen, nur rücken sie näher an einander,

---

[1] Ueber die funktion. Prüfung d. m. Gehörorgans Wiesb. 97, p. 48.

bis sie schliesslich, wenn der Stab in Stimmgabelform gebogen ist, dicht neben der Biegungsmitte liegen. Dieses kurze Mittelstück macht nun zwar in der Zeiteinheit die gleiche Zahl von Excursionen, aber natürlich wegen seiner Kürze und Fixation an beiden Enden in kleineren Amplituden und wird, da es durch den aufgesetzten Stiel und die diesen umfassende Hand in seiner Intensität geschwächt wird, rascher unhörbar werden als die Enden. Die Enden wirken stärker schon durch ihren grösseren Ausschlag und ihre grössere bewegte Fläche und werden durch eine Dämpfung des Stiels, zwar gleichfalls, aber doch nicht in dem Maasse beeinträchtigt, dass sie nicht geraume Zeit, selbst nachdem man den Stiel in einen Schraubstock gespannt hat, noch gehört würden. Die Verdichtungen und Verdünnungen, welche in den Knotenpunkten auf den Stiel übergehen, werden je nach Bau und Dämpfung der Gabel rasch so schwach, dass sie — ohne künstliche Verstärkung — nur einen kleinen, bei allen Stimmgabeln verschiedenen Bruchtheil, etwa ein Viertel und noch weniger von der Zeit hörbar sind, während der die Enden gehört werden.

Eine Gleichbewerthung von Stiel und Enden, wie Bezold sie stillschweigend hier gelten lässt, ist absolut unstatthaft; sie ist geradezu verhängnissvoll geworden, weil der falsche Schluss von der Superiorität der sog. Luftleitung zu weiteren falschen Schlüssen führte. Man fand darin nicht nur eine Bestätigung dafür, dass Trommelfell und Knöchelchenkette als characteristisches und eigenthümliches Substrat der Luftleitung für die Schallzuleitung von entscheidendem Einfluss sei, sondern folgerte sogar, auch bei der Knochenleitung, wenn diese wirksam werden solle, müsse der Mittelohrapparat in Aktion treten. Die Knochenleitung sei nicht sowohl eine craniale, als vielmehr eine craniotympanale, weil erst durch die Schwingungen der Kette der Schall übertragen wurde. Diese Ansicht, die, wie gesagt, von Lucae und Politzer construirt und von Bezold mit Eifer aufgenommen und befür-

wortet wurde, ist, worauf ich noch zurückkomme, klinisch unhaltbar, weil auch ohne Mittelohrapparat die Knochenleitung, sogar
noch deutlicher in Erscheinung tritt. Sie setzt sich aber auch in
Widerspruch mit einfach physikalischen Gesetzen. Hält man eine
tönende Stimmgabel auf den Knochen des Warzenfortsatzes, so
pflanzt sich von der Berührungsstelle aus der Ton concentrisch
in radiären Linien fort. Zum inneren Ohr gehen die Schallschwingungen am direktesten continuirlich im Knochen fort,
und nichts berechtigt zu der Annahme, sie müssten sich von

der Ansatzstelle aus
erst in die Gehör-
gangsluft, von da
auf das Trommel-
fell und von da
durch die Kette aufs
innere Ohr über-
tragen. Selbstver-
ständlich treffen
auch radiäre Schall-
strahlen in anderer
Richtung das Trom-
melfell. Das braucht
nicht bewiesen zu
werden (Berthold)[1]),
aber sie sind nicht

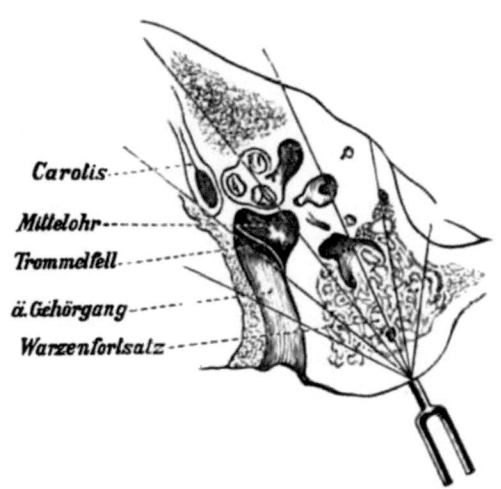

Fig. 4. Horizontalschnitt des Schläfenbeins mitten
durch äusseren Gehörgang und Promontorium.

die Causa efficiens bei der Knochenleitung. Noch mehr gilt das
natürlich für eine Versuchsanordnung, bei welcher man den
Stimmgabelstiel auf die Stirn oder die Zähne hält, oder gar auf
den Warzenfortsatz der entgegengesetzten Seite, wo erst recht
nicht der gehörte Ton den Umweg gemacht haben wird, den die
Annahme einer craniotympanalen Uebertragung ihm zumuthen

---

[1]) Monatsschrift f. Ohrenhlkde. 72.

möchte. Was man bei den Stimmgabelversuchen kurzweg Knochenleitung nennt, muss genauer als direkte Knochenleitung bezeichnet werden, insofern die Schallquelle direkt auf den Knochen gesetzt wird, im Gegensatz zu der als Luftleitung bisher bezeichneten indirekten Knochenleitung, Luftknochenleitung, wo zwischen die Schallquelle und den leitenden Knochen noch Medien, in den meisten Fällen Luft mit eingeschobenem Trommelfell, eingeschaltet sind. Eine Gegensätzlichkeit im Sinne zweier ihrem Wesen nach verschiedener Zuleitungswege ist aus den Stimmgabelversuchen auf keine Weise herzuleiten, beide sind Modificationen nur eines und desselben Vorgangs, und lediglich quantitativ unterschieden, indem die direkte Schallzuführung zum Knochen der indirekten durch ein oder mehrere vorgelagerte Medien stets überlegen ist. Der Knochen ist in jenem Falle der alleinige Zwischenweg, in diesem das letzte Stück des ganzen Weges, den der Schall zwischen Schallquelle und Endorgan zurückzulegen hat.

Zieht man das Facit aus allen diesen Auseinandersetzungen, so ist das Trommelfell, auf seine Leistung für die Schallzuleitung angesehen, keine Conditio sine qua non dafür, es bildet weder einen Hülfs- noch gar den Hauptapparat für die Uebertragung der Schallwellen zum Labyrinth. Es schwingt beim Schall, wie jeder schallleitende Körper, lediglich in fortschreitenden Wellen und gerade bei den allerzartesten an der Grenze der Hörbarkeit liegenden Schallen, deren Schwingungsamplituden Millionstel eines Millimeter betragen, ohne Veränderung seiner relativen Stellung im Raum nicht im Ganzen, sondern nur in Spannungs- und Lageveränderungen seiner Moleküle. Deshalb bekommt auch die Gehörknöchelchenkette keine Impulse, die bei ihr Massenschwingungen hervorrufen könnten, und eine molekulare Uebertragung durch die Kette und von da aufs Labyrinthwasser ist durch die Construction derselben so gut wie unmöglich. Die Kette ist bei der Schallzuleitung ganz unbetheiligt und das Trommelfell lässt die auftreffenden Schallwellen vom äussern Gehörgang molekular durchpassiren ins Mittelohr, wo sie auf die breite Fläche des Promontorium auftreffen und dem direkt dahinter liegenden Endorgan sich mittheilen. Sieht man ab davon, dass durch das Trommelfell ein gewisser Schutz mehr dafür abgegeben wird, dass über dem Promontorium stets eine gleichmässig erwärmte Luft sich befindet, so stellt es im übrigen nur ein schallschwächendes Medium dar, welches zwischen zwei übrigens als gleich zu betrachtende andere hineingeschoben ist. Dieser schwächende Einfluss wird ja dadurch auf ein Minimum reducirt, dass seine Ausdehnung in der Schallrichtung nur 0,1 mm beträgt und dass sein molekulares Gefüge sehr elastisch ist. Die Einschiebung in die Gehörgangs- und Mittelohrluft musste in Kauf genommen werden, sie war unbedingte Voraussetzung für eine Regulirung allzustarker oder nachhaltiger Schallschwingungen, welche bei Besprechung der Accommodation näher abgehandelt werden soll. Sonst bilden die Luft des äusseren Gehörgangs und des Mittelohrs mit dem eingeschobenen Trommelfell in ähnlicher Weise wie ein optisches Medium, wo inmitten ein anderes, möglichst indifferentes eingeschoben ist, ein schallleitendes Ganzes, welches unmittelbar an die Schnecken-kapsel stösst und dieser seine Schwingungen mittheilt.

Dass der Knochen Schallimpulse aufnimmt, ist ohne Weiteres klar; denn wie der Schall sich unvermittelt auf und durch trennende Glasplatten, durch hölzerne Thüren und steinerne Wände fortpflanzt, so dringt er auch, ohne dazu irgend welcher Hülfsapparate zu benöthigen, auf und in den Knochen ein; und gerade besonders gut auf den Knochen der Schneckenkapsel, wo er als Promontorium, nur von einer zarten Schleimhaut be-deckt, frei und den einfallenden Schallstrahlen direkt gegenüber in die den Schall vermittelnde Luftschicht vorspringt. In der übrigen Peripherie ist die Schneckenkapsel durch schall-schwächende Zwischengewebe gegen Schalleinwirkungen isolirt.

Die Vermuthung[1]), dass »die relativ langen Wellen der tiefen Töne bei ihrem Uebergang von der Luft in den Knochen zu viel an Kraft verlören, als dass sie gehört werden könnten«, widerlegt sich nach den oben ausgeführten physikalischen Gesetzen von selbst: Alle Töne von gleichen Geschwindigkeiten, einerlei von welcher Wellenlänge, gehen unter gleichen Bedingungen auf feste Körper über, und gerade die tiefen Töne von grosser Wellenlänge insofern noch besser, als ihnen ceteris paribus die grössere lebendige Kraft zu eigen ist. Die Wellen, welche in den Knochen mit dem der Dichtigkeitsdifferenz von Luft und Knochen entsprechenden Energieverlust übertreten, pflanzen sich hier mit entsprechend vermehrter Geschwindigkeit in seiner Masse fort. Da die Dicke der äusseren Schneckenkapsel im Promontorium etwa 2 mm beträgt und sie aus elastischem Knochen, dem besten Schallleiter des ganzen Organismus, besteht, so sind dadurch Vorbedingungen geschaffen, welche die günstigste Schallzuführung mit möglichster Sicherung des direkt dahinter liegenden Endorgans gegen äussere Gewalteinwirkungen vereinigen.

Es ist und bleibt das unvergängliche Verdienst von Helmholtz, zuerst und in unerreichter Meisterschaft, die physikalischen Voraussetzungen klar gestellt zu haben, unter denen im inneren Ohr sich die Gehörswahrnehmung vollzieht, indem er die Phänomene des Hörens auf solche des Mittönens zurückführte. Helmholtz stellte dar, dass ein einfacher Ton von bestimmter Höhe unter den verschiedenen Fasern im Cortischen Organ nur diejenige Faser erregt, welche mit ihm ganz und gar im Ein-

---

[1]) P a n s e, Schwerhörigkeit d. Starrk. d. Paukenfenster. Jena 97, p. 32.

klang ist, alle anderen wenig oder gar nicht; summiren sich einfache Töne zu zusammengesetzten Klängen und diese zu Akkorden oder zu Geräuschen, so werden diese Summen als solche dem Labyrinth mitgetheilt und im Labyrinth wieder durch Erschwingen verschiedener resonirender Fasern in die einzelnen Summanden zerlegt, aus denen objektiv die Klangmasse sich zusammensetzte. Diese Theorie bleibt zu Recht bestehen, auch wenn man sich entschliessen muss, die Vorstellung fallen zu lassen, dass die Schallzuleitung von der Knöchelchenkette durch Massenverschiebung des Labyrinthwassers erfolgen sollte. Die Zuleitung erfolgt direkt vom Knochen auf die rings an seiner Innenwand ausgespannten Radiärfasern; und das Labyrinthwasser stellt nur die Einbettungsflüssigkeit dar, welche beweglich genug ist, um stehenden Resonanzschwingungen gegenüber auszuweichen, und welche auch sonstigen physiologischen Anforderungen in denkbar günstigster Weise gerecht wird.

Die Peri- und Endolymphe des Labyrinths stellen zusammen eine Flüssigkeit von stets gleichem Volumen dar, denn die organisch nothwendige Flüssigkeitserneuerung ist compensirt durch exakte Regulirung des Zu- und Abströmens. Mit der Zufuhr von Perilymphe aus dem Schädellymphraum und mit der Anbildung von Endolymphe aus der Stria vascularis, geht stets absolut parallel die genau entsprechende Resorption durch die Venen der Scala tympani. Das stets gleiche Volumen wird nach der ausgezeichneten Arbeit von A s h e r [1]) stets unter gleichem Druck sich befinden müssen, weil Peri- und Endolymphe, wie sie makro- und mikroskopisch sich beide gleich als Wasser darstellen, auch in ihrer mechanischen Leistungsfähigkeit einfach als Wasser anzusehen sind. Nach hydrostatischen Gesetzen folgt daraus, dass alle Gewebe sowohl im Endo- wie im Perilymphraum in einem sich völlig ausgleichenden Spannungszustande sich

---

[1]) A s h e r , Ueber den Druck im Labyrinth, vornehmlich bei Hirntumor. Zeitschr. f. klin. Medicin, Bd. XXVII.

befinden müssen. Deshalb ist die Einschachtelung des das Endorgan beherbergenden Endolymphraums in den Perilymphraum
ohne jeglichen Schaden für die minutiöseste Funktion, zugleich
aber von höchstem Werthe zur Sicherung der zarten Gebilde
des Endorgans. Eine eindringende Gewaltwirkung, welche
wenn nur ein Flüssigkeitshohlraum vorhanden wäre, die ganze
Flüssigkeit mit einem Male abfliessen machen und damit sofort
und dauernd die darin suspendirten mikroskopischen Gewebe
vernichten könnte, ist durch diesen Mechanismus aufs glücklichste
paralysirt, insofern als die Eröffnung des äusseren perilymphatischen Raumes nicht ohne Weiteres auch den inneren Ductus
cochlearis entleert. Nimmt man hinzu, dass chemisch dem
Labyrinthwasser die Eigenschaften einer physiologischen Koch-
salzlösung wohl zuzusprechen sind, so sind damit nicht nur für
die Constanz des Drucks, sondern auch der Strukturverhältnisse
Vorbedingungen gegeben, wie sie für einen so hochempfindlichen
Apparat durch keine andere Art der Einbettung hätten erreicht
werden können.

Weiterhin sind in Anbetracht der zu fordernden höchsten
Empfindlichkeit gegenüber selbst minimalsten Schwankungen,
welche äussere Einflüsse jeweils hervorrufen, Einrichtungen vorhanden, welche die allerfeinste Reaction ermöglichen. Das
Labyrinthwasser, an sich incompressibel wie jedes Wasser, wird
zwar jede molekulare Schallfortpflanzung durch seine Substanz
hindurch verstatten, es muss aber, wenn dadurch Resonanzschwingungen in seinem Inneren hervorgerufen werden sollen,
den schwingenden Fasern durch Ausweichen irgendwo erst die
Schwingungsmöglichkeit verschaffen, weil der umgebende Knochen
als absolut unnachgiebig zu betrachten ist. An eine Druckaus-
gleichung durch die peri- und endolymphatischen Ductus ist
nicht zu denken, weil diese nur bei länger wirkendem Druck,
wie z. B. bei langsamen barometrischen Luftdruckschwankungen
im Mittelohr, dazu geeignet wären, nicht aber, wenn es sich um

so geschwinde schwingende Wellen handelt, wie beim Schall. Dazu sind die Kanäle viel zu eng gebaut und liefern einen viel zu grossen Reibungswiderstand. Die Ausweichstelle des Labyrinthwassers, die Stelle des geringsten Widerstands seiner Wandungen ist das Schneckenfenster, dessen zarte Membran völlig geeignet und allein genügend ist, durch Formveränderungen seiner Oberfläche den verschiedenen Schwingungsformen nachzugeben, die durch die Resonanz der Saiten im Labyrinthwasser hervorgerufen werden. Dadurch wird den schwingenden Fasern nicht nur Spielraum, sondern auch genau die Richtung gegeben, in welcher sie ein für allemal ihre Ausbiegungen beginnen.

Man hat im Banne der Helmholtz'schen Theorie dem Schneckenfenster bisher eine nur sekundäre Rolle zugetheilt, indem man sich vorstellte, dass es nur in Abhängigkeit von den Stössen der Steigbügelplatte sich bewegen könne. Und zwar sollte, wie Landois[1]) es construirte, die »Bewegung vom Sacculus die Scala vestibuli hinauflaufen bis zur Schneckenkuppel, hier durch das Helicotrema in die untere Treppe, Scala tympani laufen, gegen deren Ende die Membran des runden Fensters nun die ausweichende Bewegung mache.« Dem gegenüber hebt Gad[2]) wohl mit Recht hervor, dass dies nur geschehen würde, wenn beide Treppen durch eine knöcherne Scheidewand getrennt wären, nicht aber dann, wenn, wie es der Fall sei, ein Theil der Scheidewand durch die bewegliche Basilarmembran gebildet würde; hier müssten die Stromlinien zwischen ovalem und runden Fenster durch die Membran gehen und zwar vorzugsweise an den Stellen, wo die betreffenden mit den Steigbügelstössen gleichstimmigen Fasern lägen, also bei hohen Tönen näher der Basis, bei tiefen Tönen näher der Spitze. Auch diese Annahme hat ihre Bedenken, weil sie gar nicht auf die Intensität der Schwing-

---

[1]) Landois, Lehrb. d. Physiol. d M., 4. Aufl., S. 928.
[2]) Gad, Physiol. d. Ohres, Handb. d. Ohrenhlkde. 92, S. 345 f.

ungen und zu wenig auf die Gesetze des hydrostatischen Drucks Rücksicht nimmt. Um dem Dilemma zu entgehen, liess neuerdings sogar M e y e r[1]) sich verführen, die ganze Resonanztheorie zu bestreiten und zu versuchen, sie durch eine neue zu substituiren, welche m. E. allerdings nur noch grössere Unklarheiten zu schaffen geeignet ist.

Der ganze Widerstreit der Meinungen löst sich, wie ich meine, zwanglos und ohne Rest auf, wenn man sich meiner Auffassung anschliesst: die Steigbügelplatte bleibt bei der gewöhnlichen Schallzuleitung, wo ihr weder nennenswerthe molekulare noch gar irgendwelche Massenschwingungen von der Kette mitgetheilt werden, messbar ebenso unbewegt, wie der Knochen der Schneckenkapsel, in welche sie eingefügt ist, ja noch weniger, weil sie von der Hauptmasse der Schallstrahlen, welche auf die mediale Paukenwand treffen, nicht erschüttert wird. Und die Membran des Schneckenfensters bewegt sich ganz selbständig, wie ein zartes Häutchen, welches die Flüssigkeit in einem Gefässe abschliesst. Auch dieses beantwortet die Plätscherbewegungen, die in der Flüssigkeit irgendwie hervorgerufen werden, für sich durch leichte wellenförmige Kräuselungen seiner Oberfläche.

Auf diese für die Funktion der Schnecke fundamentale Bedeutung des Schneckenfensters weist schon der enge anatomische Zusammenhang hin, in welchem die Fenstermembran mit der die ganze Schnecke gegen das übrige Labyrinth absetzenden Grundhaut eine ununterbrochene organische Einheit bildet. Auch entwicklungsgeschichtlich zeigt sich das, indem, während das Vorhofsfenster schon auf einer frühen Stufe vorhanden ist, das Schneckenfenster erst auftritt mit dem Auftreten eines zu selektiver Resonanz befähigten Organs. Die gegenseitige Unabhängigkeit der beiden Fenster und die ganz selbstständige

---

[1]) M e y e r, M., Zeitschr. f. Psych. u. Phys. d. Sinnesorgane. Bd. XVI und XVII.

Funktion des Schneckenfensters wird weiterhin durch klinische
Beobachtungen zur Gewissheit erhoben. Es liegen Befunde vor,
die, wenn sie auch spärlich sind, doch darin übereinstimmen,
dass selbst nach bedeutenden Störungen und bei absoluter
Ankylose der Fussplatte im Vorhofsfenster, ein Hören noch
möglich ist, so lange nur die Membran des Schneckenfensters
vorhanden und intakt ist, dass aber mit dem Moment des Ver-
schlusses des Schneckenfensters das Hören sofort unmöglich wird.

Das ist auch physikalisch verständlich. Verursacht man in
einer Flüssigkeit auf und abgehende Bewegungen irgend eines
hineingetauchten Körpers, z. B. Transversalschwingungen einer
Feder, so sieht man an der Oberfläche leichte, wellenförmige
Kräuselungen entstehen. Da die Flüssigkeit incompressibel ist,
können ihre Theilchen sich nur in der Weise umlagern, dass die
zuerst weggedrückten ihre Nachbarn fortdrängen und die letzten
in der Reihe an der Oberfläche sich schliesslich über ihre Gleichgewichtslage herausheben, während andere mit der niedergehenden
Feder gleichzeitig nach unten sich senken. Werden diese wellenförmigen Ausweichungen an der Oberfläche dadurch behindert,
dass man diese durch eine feste Wand wie an dem übrigen die
Flüssigkeit enthaltenden Gefäss substituirt, so resultirt daraus
für die schwingende Feder eine Behinderung ihrer Schwingungen,
indem durch allseitig gleiche Reflexion von den Wänden ihnen
Widerstände erwachsen. Während ein starker und langsamer
Mechanismus solche Widerstände noch überwindet, ist für ein
möglichst feines Spiel resonirender Schwingungen eine Ausweichstelle ein unbedingtes Erforderniss, und diese Forderung erfüllt
allein durch Einführung des zarten Häutchens der Schneckenfenstermembran.

Dass für diese Funktion das Schneckenfenster im höchsten
Maasse geeignet ist, zeigt ohne Weiteres ein Rückblick auf seine
ganze anatomische Anlage. Durch seine versteckte Lage seitab
von den in's Mittelohr fallenden Schallstrahlen und unter einer

überhängenden Knochenschale ist es den Schallwirkungen von aussen nur eher noch entzogen, und in Folge dessen auch eine Schallfortpflanzung in's Labyrinth, woran man gedacht hat, (Joh. Müller, Weber-Liel, Secchi), wohl kaum seine physiologische Bestimmung. Auserdem ist die Wölbung seiner Membran so construirt[1]), dass sie Impulsen, die von aussen kommen, einwärts kaum ausweichen, dass sie aber leicht allen von innen auftretenden Druckdifferenzen sich anpassen und sie durch Ausbiegungen und Profiländerungen beantworten kann. Der Punkt, welcher von den Stromlinien zuerst getroffen wird, baucht sich nach aussen vor, während gleichzeitig andere, da das Volumen des Labyrinthwassers stets das Gleiche bleibt, sich einziehen.

Jeder Schallstrahl nun, der vom Knochen in's Labyrinth vordringt, geht quer durch dessen Inhalt und alle die Fasern hindurch die auf seinem Wege liegen, wobei zwar alle Fasern molekular bewegt, aber in stehende Schwingungen nur diejenigen versetzt werden, welche mit den in der Schallmasse enthaltenen Einzelschwingungen gleichstimmig sind. Einige Fasern, die un- mittelbar mit ihrem Lig. spirale der Knochenwand anhaften, wo der betreffende Schallstrahl einfällt, werden von diesem direkt bewegt, andere, die etwa an der gegenüberliegenden Wand fest- gemacht sind, erst nach Durchsetzung der Zwischengewebe. Die spiralige Anordnung der Fasern rings an den Innenwänden eines Kegelmantels ermöglichte eine Oberflächenvergrösserung bei kleinstem Raum und verschlägt bei der Constanz der Ver- hältnisse und der Kleinheit der Räume relativ zur Schall- geschwindigkeit nichts für eine exakte funktionelle Leistung.

Als die wirksamen resonirenden Fasern sind die Radiärfasern der Basilarmembran zu betrachten, welche durch freie Spannung und verschiedene Länge ausgezeichnet sind. Die Radiärfasern

---

[1]) Schwalbe, Lehrb. d. Anat. d. Sinnesorg., 87, p. 479.

im unteren Schneckengang als die kürzesten werden auf die
in der Schallmasse enthaltenen hohen Töne resoniren, die der
Schneckenkuppel näher gelegenen wegen ihrer grösseren Länge
auf tiefe Töne; alle um so stärker und andauernder, je stärker
objektiv der erregende Ton war und je länger er in der Klangmasse vorkommt. Dass eine einzelne Radiärfaser, obwohl sie
mit ihren Nachbarn in der flächenförmig sich ausbreitenden
Basilarmembran verbunden ist, doch für sich allein durch ihren
Eigenton erregt werden kann, ohne dass ihre Nachbarn merklich
in Bewegung gerathen, kann nicht befremden. Schon Helmholtz[1]) hat mathematisch und graphisch gezeigt, dass die
Schwingungsenergie eines bestimmten erregenden Tons sich mit
ihrem Maximum nur auf die eine ihm correspondirende Faser
überträgt und von da in steiler Curve gegen die benachbarten
abfällt. A. Gray[2]) hat Unrecht, wenn er neuerdings sich die
Entdeckung dieser Verhältnisse vindicirt.

    Die Corti'schen Bögen als Resonanzorgane hat schon
Helmholtz fallen lassen, weil Hasse gefunden, dass bei
Vögeln, welche zweifellos eine Klanganalyse haben müssen,
die Bögen noch fehlen. Sucht man einen physiologischen Zweck
für ihr Vorhandensein zu finden, so könnte es der sein, dass
sie durch ihre Belastung Nachschwingungen bis zu einem
gewissen Grade verhindern werden. Vielleicht aber liegt ihr
Hauptwerth darin, dass sie ein Mitschwingen der Fasern nur
für ihren eigentlichen Grundton gestatten, und dass sie alle Obertöne dadurch vernichten, dass sie auf Stellen lasten, welche die
Obertöne gerade als Schwingungsbäuche gebrauchen würden.
Es würde sich dadurch eine mit manchen Schwierigkeiten verbundene Erweiterung erledigen, welche Ebbinghaus meinte
der Resonanztheorie geben zu müssen, indem er die resonirenden

---

[1]) Lehre von den Tonempfindungen, S. 237.
[2]) Journ. of Anat. and Phys. XXXIV.

Fasern ausser auf ihren Grundton auch auf ihre Obertöne reagiren liess.

In welcher Weise die Resonanzfasern die eigentlichen Endfaserungen des Endorgans erregen, wird schwer zu entscheiden sein. Nach dem anatomischen Befund wären die sogenannten Haarzellen, die eigentlichen Sinnesepithelien, weil man an ihre bauchigen Enden sich becherartig die letzten Fibrillen der Axencylinder anlegen sieht. Die Haarzellen würden von den resonirenden Fasern, auf welchen sie ruhen, gegen die Membrana tectoria gerieben und diese ihre Erregung den Nervenfäden mittheilen, welche mit ihnen in Contact sind. Mit Helmholtz anzunehmen, dass von den Haarzellen jede mit einer gesonderten Nervenfaser in Verbindung stände, scheint nach einer neueren Arbeit[1]) nicht richtig zu sein. Held weist nach, dass der periphere Fortsatz der im Ganglion spirale gelegenen bipolaren Cochleariszellen in verschieden weiter Entfernung vom Zellkörper sich in zahlreiche divergirende Theiläste spaltet, die zu mehreren verschieden weit von einander gelegenen Haarzellen führen. Demnach würden Resonanzfasern verschiedener Tonhöhe doch nur ein und dieselbe Nervenfaser erregen. Die daraus sich ergebende Schwierigkeit, zu erklären, wie trotzdem isolirte Tonempfindungen zu Stande kommen, wäre durch die Annahme zu beseitigen, dass im Gehörorgan eine Vertheilung verzweigter Nervenfasern in der ganzen Haarzellenreihe nach dem Princip von verschiedenen Combinationen bestände, ähnlich, wie sie auch für die Nervenendigungen in der Zunge nachgewiesen ist.

Alle diese physiologischen und physikalischen Beziehungen geben genügende Anhaltspunkte und Analogieen, um die Art der Bedingungen zu erkennen, unter welchen sich im inneren Ohr die Schallempfindung vollzieht; sie geben aber keine Vor-

---

[1]) Arch. f. Anat. u. Entwickelungsgesch. 1897, S. 350 f.

stellung von dem beispiellosen Grade der Empfindlichkeit seiner
Funktionen. Schon die Fähigkeit, einer Summe zugeleiteter
Bewegung es anzumerken, aus welchen Componenten sich die
Summe zusammensetzte, hebt den Gehörsinn weit über die
anderen Sinne, selbst den Gesichtssinn empor. Sie wird aber
fast noch übertroffen, durch die staunenswerthe Feinheit, mit
welcher sie arbeitet. Wenn nach Seebeck[1]) geübte Musiker
noch Töne als verschieden erkennen und richtig ordnen, welche
auf 1200 Schwingungen in der Sekunde um 1 Schwingung
differiren, so geht das über die Leistung auch des feinst ge-
stimmten Präcisionsinstrumentes hinaus. Und wenn das Ohr
geringste Tonintensitäten noch bei Amplituden von einem
Milliontel Millimeter wahrzunehmen vermag, so ist damit die
Leistungsfähigkeit des vorzüglichsten Mikroskops übertroffen.
Bei Tonempfindungen kann man sich noch einigermaassen vor-
stellen, dass eine gleichstimmige Faser, wenn sie auch nur von
einer ganz minimalen Zahl von Einzelstössen ihres Eigentons
getroffen wird, damit die Empfindung dieses ganz bestimmten
continuirlichen Tons hervorruft. Wenn aber auch alle die zahl-
losen, unendlich verschiedenen Geräusche aus der Umgebung
genau aufgefasst und charakterisirt werden, so setzt das einen
beispiellos exakt funktionirenden Apparat voraus. Die Geräusche
setzen sich physikalisch in jedem Augenblick nicht nur aus
einer ganz verschiedenen Menge von einzelnen Momentstössen,
sondern auch fast in jedem folgenden Augenblick wieder wechselnd
aus einer Menge von andern, mit den im vorigen ganz verschiedenen Stössen zusammen. Alle diese undefinirbaren, auf
keine Weise künstlich zu reproducirenden Schwingungsformen
werden dem Ohre zugeleitet, hier durch verschiedene gleichzeitig
resonirende Fasern in ihren einzelnen Componenten erfasst und
absolut treu registrirt. Man muss annehmen, dass, wenn eine

---

[1]) Doves, Repertorium. VIII, Akustik, 106.

Resonanzfaser in der Geräuschmasse ihren Eigenton gewissermaassen auch nur ahnt, sie doch prompt darauf mit einer
stehenden Schwingung antwortet und diese dem Centralorgan
als Erregung sich übermitteln lässt.

Eine ältere Annahme, die Hensen[1]) immer noch zu unter-
stützen scheint, hält für die Geräusche den Vorhofbogenapparat
für gut genug, um sie zur Wahrnehmung zu bringen, obwohl
schon Helmholtz[2]), Brücke[3]) und Exner[4]) nachgewiesen
haben, dass man nicht nur aus Geräuschen Töne als deren
Componenten isoliren, sondern auch aus einem Gemisch von
Tönen Geräusche hervorbringen kann, dass also Geräusche und
Töne an sich nichts Differentes sind, welche jedes ein besonderes
Sinnesorgan erfordern müssten. Und die Geräusche sind nicht
nur von allen Schallwirkungen die an Zahl unendlich über-
wiegenden, gegen welche die Zahl der musikalischen continuirlichen Töne ganz in den Hintergrund tritt, sie sind auch, schon
weil sie z. B. die Sprache zusammensetzen, das Bedeutungsvollste
für den Menschen, und sie sind schliesslich auch die allercompli-
cirteste Schwingungsform, die gerade die allerfeinste Präcisions-
vorkehrung selektiver Resonanz erfordert, um percipirt zu werden.

Der Vorhofbogenapparat hat mit dem Hören im eigentlichen
Sinne nicht das mindeste zu thun, er ist mit dem Gehörorgan,
der Schnecke, nur deswegen in Zusammenhang, weil diese mit
fortschreitender Differenzirung und Vermehrung der sinnlichen
Reize als deren neues Organ sich da angliederte, wo schon ver-
wandte, wenn auch ungleich gröbere mechanische Impulse zur
Wahrnehmung gelangten. Der Vorhofbogenapparat wird nur
durch Impulse erregt, welche Stellungsveränderungen des Körpers

---

[1]) Hensen, Herm., Handb. d. Phys. d. Sinnesorg. 80, S. 99; auch
Hermann, Lehrb. d. Physiol. 92, S. 509.

[2]) Lehre v. d. Tonempfindungen, 5. Ausg., S. 289.

[3]) v. Brücke, Ueber die Wahrnehmung der Geräusche. Wiener akad.
Sitzungsber. XVIII.

[4]) Exner, Pflüger's Arch. XIII, Zur Lehre von den Gehörsempfindungen

oder Kopfes im Raume auslösen. Dadurch, dass in den Bogen-
gängen bei veränderter Kopfstellung die Flüssigkeit gemäss
ihres Beharrungsvermögens zunächst zurückbleibt gegen die
Wandungen, oder an den otolithenbedeckten Stellen die Otolithen
sich gegen die Unterlage verschieben, werden die dort befind-
lichen Epithelhaare verbogen und die mit ihnen verbundenen
Nerven erregt. Eine Uebermittelung solcher sinnlicher Reize
war von besonderem Werthe in Zeiten, wo es genügte, lediglich
die allergröbsten Reize zur Kenntniss zu bringen oder wo andere
Organe noch völlig fehlten, die über solche passiv oder auch
aktiv Lageänderungen veranlassenden Impulse hätten orientiren
können.

Im menschlichen Organismus dienen die Augen, das Muskel-
gefühl und der Tastsinn zur Orientirung im Raum und neben
ihnen, sie ergänzend und bei Ausschaltung ihrer Funktionen
sie ersetzend, behält auch für den Menschen der Vorhofbogenapparat seinen hohen Werth als Orientirungsorgan. Dass er
nicht der Träger bewusster Sinnesfunktionen ist, wird schon
durch den Nachweis erhärtet, dass die Vestibularnerven mit
dem Kleinhirn sich verbinden, während die Schneckennerven
durch Vermittelung der vorderen Vierhügel mit der Hirnrinde
des Schläfelappens in Verbindung stehen und sich dadurch
deutlich gegen jene als Mittelglieder einer höheren bewussten
Sinnesfunktion unterscheiden.

Als letztes und wichtigstes Glied in der Reihe der Sicherungen,
die einen absolut exakten Ablauf der Gehörfunktionen gewähr-
leisten, ist der Präcisionsmechanismus anzusehen, den ich[1]) zuerst
in der Gehörknöchelchenkette als deren einzigen physiologischen

---

[1]) Zeitschr. f. Ohrenhlkde. XXXVI 3, wo auch die übrigen Arbeiten des
Verf. citirt sind.

Endzweck nachzuweisen versucht habe. Die Kette dient nicht dazu, den Schall zum Labyrinth und damit erst zur Empfindung zu bringen, sondern sie ist bei der gewöhnlichen Schallzuleitung ganz unbetheiligt und tritt nur in Aktion, wenn es gilt allzu starke oder nachhaltige Schwingungen der resonirenden Fasern einzuhalten und zu dämpfen. Sie ist gewissermaassen das Sicherheitsventil, welches jeder auch der gewöhnlichste Dampfkessel erfordert. Ebenso wie hier die Wärmezuführung. durch die Kesselwand erfolgt und der erzeugte Dampf an einer bestimmten Austrittsstelle entweicht, so dringt der Schall ins innere Ohr ein, direkt durch den es umgebenden Knochen und weichen die im Labyrinthwasser erzeugten Resonanzschwingungen alle am Schneckenfenster aus. Und wie bei dem Dampfkessel durch das Sicherheitsventil die Dampfspannung im Kessel regulirt werden kann, so wird im Ohr vermittelst der Kette genau der intralabyrinthäre Druck regulirt, dass die resonirenden Fasern nur in den für die Perception günstigsten Breiten schwingen können. ·

An die Möglichkeit einer Regulirung durch die Kette hat schon Asher[1]) in vier kurzen Zeilen seines oben erwähnten Aufsatzes erinnert: »Die Gehörknöchelchenkette mit ihren Muskeln müssen als Regulatoren des intralabyrinthären Drucks bezeichnet werden, sie dämpfen eine etwaige Wucht der Schalleinwirkung sowohl durch ihre Anordnung wie durch ein fein abgestuftes Muskelspiel«. Daneben lässt aber Asher die Helmholtz'sche Theorie, dass die Kette als nothwendiger Schallvermittler für das Labyrinth diene, zu Recht bestehen und übersieht damit, dass zwei so diametral entgegengesetzte Leistungen unmöglich im selben Augenblick von demselben Apparat geleistet werden können. Aus mehr klinischen Rücksichten wurde Beckmann[2]) später zu einer ähnlichen Auffassung der Kette als Dämpfungseinrichtung geführt; er dachte

---

[1]) Zeitschr. f. klin. Med., Bd. XXVII.
[2]) Zur Theorie d. Hörens. Verhandlungen der D. otol. Ges. 98.

sich, dass das Trommelfell zwar fortwährend durch den Schall in Schwingung gesetzt werde und auch, dass diese Schwingungen stets das Labyrinthwasser vom ovalen zum runden Fenster verschöben, dass dadurch aber nicht eine Schallempfindung ausgelöst, sondern erstens die Basilarsaiten durch Andruck der Cortischen Bögen gedämpft und zweitens eine grössere Beweglichkeit des Labyrinthinhalts, ein besseres labiles Gleichgewicht erzielt würde. Es ist nicht ersichtlich, wie diese beide Folgerungen mit einander verträglich sein sollen, und auch Beckmann denkt gar nicht an die verschiedenen Wirkungen, welche eine verschiedene Schallintensität für die Leistungen der Gehörknöchelchenkette bedingen muss.

Man hat schon vordem von einer Dämpfung im Ohr gesprochen und diese nicht sowohl auf eine Behinderung der intralabyrinthären Schwingungen als auf eine solche der des Trommelfells bezogen. Durch stärkere Anspannung einer Membran, welche eine kurze in den Gehörgang geführte Röhre am freien Ende verschloss, fand Joh. Müller[1]), wurde die Schallzuleitung schwächer, als es bei schlafferem Zustande der Fall war und auf Grund dieses Experiments und gestützt auf pathologische Beobachtungen, schloss Joh. Müller, es würde, wenn durch Muskelzug das Trommelfell gespannt würde, damit eine Dämpfung des Gehörs ausgelöst, die gerade den tieferen Tönen den Durchtritt verwehre. In ähnlicher Weise wurde später besonders von Mach[2]) die durch Muskelzug veränderliche Trommelfellspannung dafür herangezogen, dass es dadurch besser abgestimmt oder für ein besseres Mitschwingen mit den jeweils in der Klangmasse enthaltenen Tönen geschickt gemacht, accommodirt werde. Beide Auffassungen haben mit einer gewissen Voreingenommenheit nur einseitig die Wirkung der Trommelfellspannung auf dieses selbst im Auge und ignoriren vollständig die viel wich-

[1]) Handb. d. Phys. d. M. 40, II, S. 434 ff.
[2]) E. Mach, Zur Theorie d. Gehörorg. Wiener akad. Sitzgsber. 63, S. 283 ff.

tigere, davon untrennbare Wirkung auf die Steigbügelplatte. Der Mach'schen Ansicht liegt zudem die, wie schon oben gesagt, gänzlich unhaltbare Meinung zu Grunde, es schwinge das Trommelfell bei der Schallleitung wie ein Resonator, und sie verdient nur um deswillen Erwähnung, weil sie in die Physiologie des Ohres den Namen Accommodation zuerst einführt, der unter Aenderung des zu Grunde liegenden Begriffs seine volle Berechtigung gewinnt.

Der Name Accommodation ist wegen seiner Analogie mit Einrichtungen im Auge völlig geeignet, die Funktion der Kette zu bezeichnen, wenn man das bisher ihm zu Grunde liegende Objeckt zum Subjekt macht: Das Trommelfell ist nicht das Accommodirte, sondern das Accommodirende. Das Trommelfell wird nicht durch stärkere Anspannung für ein besseres Mitschwingen accommodirt, sondern es accommodirt seinerseits im Zusammenhang mit der Knöchelchenkette und Muskulatur durch Lageänderung der Steigbügelplatte die Labyrinthflüssigkeit, dass deren gleichstimmige Fasern gerade nur in den Amplituden deutlichsten Hörens schwingen können. Gerade wie im Ciliarapparat des Auges eine räumliche Begrenzung zur genauen Perception der Lichtstrahlen geschaffen ist, so schafft im Ohr Trommelfell und Knöchelchenkette die nothwendige zeitliche Begrenzung für die deutliche Perception der Schallstrahlen. Während aber im Auge neben der Accommodation noch Schutzorgane in der Iris und den Lidern gegeben sind, um starke Reize zu mildern und fernzuhalten, ist diese Schutzwirkung im Ohr zugleich an die accommodative Thätigkeit angegliedert.

Rückt die Steigbügelplatte maximal nach innen, so wächst der intralabyrinthäre Druck so stark, dass die Membrana secundaria des Schneckenfensters übermässig belastet, ihre Federkraft paralysirt wird, und sie dem Drucke nicht mehr ausweichen kann. Damit ist die Grundbedingung für das Zustandekommen stehender Schwingungen aufgehoben. Analog pathologischen

Fällen, wo eine Fixation beider Fenstermembranen einhergeht mit völliger Taubheit des betreffenden Ohres, ist auch physiologisch in diesen Fällen das Ohr taub, so lange dieser Druck anhält, so lange, bis entweder die Steigbügelplatte in ihre ursprüngliche Lage zurückgekehrt ist, oder allmählich ein Druckausgleich durch Abfluss der Labyrinthflüssigkeit auf venösem Wege oder nach dem Schädellymphraum herbeigeführt wird. Es ist dieser Vorgang ein exquisiter und nothwendiger Schutz für das Ohr, indem die Wirkungen stärkster Schallschwingungen, die die zarten labyrinthären Fasern gewaltsam zertrümmern könnten, dadurch unmöglich gemacht werden.

Rückt nun die Steigbügelplatte nicht maximal, sondern abstufbar veränderlich nach innen, so werden die Schwingungen der gleichstimmigen Fasern nicht völlig unmöglich gemacht, sie werden in ihren Schwingungen nur beschränkt. Das ist physiologisch nicht nur wieder zur Abschwächung stärkerer Schallschwingungen von hohem Werthe, sondern auch eine nothwendige Voraussetzung für eine exacte Wahrnehmung besonders der tiefen Töne. Fehlte diese Einrichtung, so würden gerade die in grossen Amplituden schwingenden Fasern, die für die tiefen Töne vorhanden sind, länger nachschwingen können, als es für eine exacte Wahrnehmung statthaft ist.

Im Allgemeinen sind Nachschwingungen schon durch die Art der Construktion des Endorgans nicht eben sehr erleichtert. Die Resonanzfasern sind von ausserordentlich geringer Länge und sie sind im Wasser ausgespannt, welches an sich schon einen dämpfenden Einfluss ausübt. Die stärkere Belastung durch Wasser vermindert, ebenso wie sie z. B. die Schwingungsanzahl eines Körpers gegenüber derjenigen in der Luft herabsetzt, so auch nicht unbeträchtlich dessen Nachschwingungen. Angesichts aber des angestrebten Grades höchster Vollkommenheit der Leistungen war der Präcisionsmechanismus der Kette ebenso unentbehrlich, wie auch die besten musikalischen

Saiteninstrumente einer Dämpfvorrichtung nicht entrathen können.

Auf dem Klavier, wo in Folge langer technischer Erfahrungen Töne von in allen Oktaven gleicher Intensität erzeugt werden, liegt über den sämmtlichen Saiten ein kleines Polsterkissen, der Dämpfer, nur die Saiten der beiden obersten Oktaven bleiben frei davon. Das hat seinen guten physikalischen Grund. Wenn alle Saiten dieselbe Intensität haben sollen, so gilt als deren erste Voraussetzung das Vorhandensein gleicher Geschwindigkeit. Es müssen die Saiten der tiefen Töne das, was die hohen Töne durch häufigere, aber kleinere Amplituden leisten, dadurch erreichen, dass sie ihrerseits die geringere Häufigkeit ihrer Schwingungen durch deren grössere Weite wett machen. Eine weitere Schwingung kommt später wieder in die Ruhe ihrer gewöhnlichen Gleichgewichtslage, als eine weniger weite und zwar um so später, je mehr der andere für die Intensität ausschlaggebende Faktor, der Unterschied der Massen, sich geltend macht. Eine tiefe Saite hat bei gleicher Geschwindigkeit wegen der grösseren Masse, die in Bewegung ist, die grössere lebendige Kraft und wird gerade aus diesem Grunde längere Zeit nach dem Anschlag noch Nachschwingungen machen als eine hohe. Davon kann man sich leicht überzeugen, wenn man bei aufgehobenem Dämpfer verschiedene Saiten erklingen lässt.

Den gleichen physikalischen Gesetzen unterliegen auch die resonirenden Schwingungen der Basilarsaiten, da es für die Qualität des Vorgangs nichts ausmacht, ob die Schwingungen durch direkten Anschlag oder durch Resonanz hervorgerufen werden. Bei gleichen Schallintensitäten werden die längeren Basilarsaiten nahe der Spitze in grösseren Amplituden schwingen als die der Basis näher gelegenen kürzeren und sie werden zugleich auch, nachdem der sie erregende Ton aufgehört, längere Zeit noch weiter schwingen, bis sie wieder zur Ruhe kommen. Deshalb ist für sie eine Vorrichtung, die ihren Schwingungen Einhalt thun kann, von ganz besonderem Werthe. Dass für eine Funktion in diesem Sinne die Gehörknöchelchenkette wie kein anderer künstlich construirter Dämpfer geeignet ist, zeigt ein Blick auf ihre Mechanik, wie sie zuerst von Helmholtz dargestellt wurde. Die Kette verbindet, mit einer jede Schädigung ausschliessenden federnden Weichheit ihres Mechanismus, eine fast absolute Treue in der Uebersetzung aller ihn auslösenden Bewegungen auf ihr Endglied die Steigbügelplatte im Vorhofsfenster.

Es bleibt zu untersuchen, in welcher Weise der Mechanismus ausgelöst wird. Man hat hier zwei Arten zu unterscheiden, die man sich an dem Verhalten des Tensor tympani veranschaulichen kann. Derselbe kann einmal passiv durch die Schallwirkung selbst, auf rein mechanischem Wege und zweitens aktiv durch Reize vom Centralorgan, meist auf reflektorischem Wege, verkürzt werden.

Im ersten Falle lösen die stärksten Schallwellen selber und sofort die Bewegung aus. Sie durchsetzen mit einer Amplitude ihrer schwingenden Moleküle die ganze Dicke des Trommelfells und treiben es nach innen ins Mittelohr und damit im selben Augenblicke die Steigbügelplatte ins Labyrinth, noch ehe die Schwingungen durch die Luft des Mittelohres und die Schneckenkapsel Zeit gehabt haben, sich den Labyrinthfasern mitzutheilen. Der Grad der Einwärtsbewegung ist direkt proportional der wirksamen molekularen Schwingungsweite. Das Maximum der Bewegung scheint bei 0,06 mm erreicht zu werden, weil einem weiteren Ansteigen des Drucks die Unmöglichkeit weiterer Formveränderung der allein ausweichfähigen Membrana secundaria sich entgegenstellt. Für die exakte Funktion des Mechanismus ist in diesem Falle das Trommelfell die unerlässliche Voraussetzung.

In wie feiner Weise ein solcher Mechanismus auf stärksten Schall reagiren kann, wird klar durch die Einrichtung des Phonographen illustrirt. Im Phonographen werden von einer

möglichst genäherten Schallquelle Schallstrahlen in grosser
Menge durch den mächtigen Schalltrichter aufgefangen und alle
durch Reflexion von den Wänden gegen das verjüngte innere
Ende zusammengebracht. Durch die Superposition der gleichen
Wellen entsteht hier eine erhebliche Vergrösserung ihrer Amplituden, so dass die Schallwellen, mit jedem molekularen Ausschlag
die Schallplatte durchsetzend, den angelagerten Hebel gegen die
rotirende Walze andrücken und mit grösster Treue sich hier
eingraben. Trotzdem ist die Anzahl der Schwingungen, welche
das Hebelwerk auslösen, eine nur geringe, weil alle aus weiter
Entfernung kommenden oder von vornherein sehr schwachen,
durch den Schalltrichter doch nicht auf die genügende Stärke
gebracht werden können, um den Hebel zu bewegen. Noch
geringer ist natürlich die Zahl, welche den Mittelohrapparat in
Thätigkeit versetzt. Dafür sorgt die Construktion des Gehör-
ganges, welcher zunächst schon viel weniger Schallstrahlen zutreten
lässt und dann deren Intensität durch mannigfache Reflexion
und Beugung noch herabsetzt. Die weitaus überwiegende Mehrzahl aller Schallschwingungen und gerade die allerzartesten an
der Grenze der Hörbarkeit liegenden, streichen durch das Trommelfell hindurch, ohne die Kette im Ganzen mit sich ziehen zu können
und werden gehört, ohne dass der Mittelohrapparat in Aktion
träte. Nur durch eine Minderheit der von vornherein sehr inten-
siven, wird ähnlich, wie der Hebel im Phonographen die Gehörknöchelchenkette in Bewegung gesetzt und dadurch jedesmal
ein Druck auf die Labyrinthflüssigkeit ausgeübt. Nur darf man
diesen Druck fernerhin nicht für die Hypothese verwerthen
wollen, dass dadurch erst die Schwingungen der gleichstimmigen
Fasern ausgelöst würden; sie werden im Gegentheil dadurch
behindert.

Dass das nicht blosse Vermuthung von mir ist, sondern
dass wirklich jeder Druck auf das Labyrinthwasser eine Schallabschwächung bewirkt, davon kann man sich an einer Thatsache

überzeugen, die in ähnlicher Weise zuerst von Gellé beobachtet, wenn auch zu anderen Zwecken benutzt ist: führt man den Schlauch eines Gummiballons fest in den äusseren Gehörgang und setzt dann den Stiel einer tief tönenden Stimmgabel auf den Ballon auf, so hört man deutlich und stark den Stimmgabelton; comprimirt man mit dem Stiel die Luft im Ballon, so wird mit jedem Druck ein deutliches Schwächerwerden des Tons bemerkbar, mit jedem Nachlassen des Drucks schwillt der Ton stark wieder an. Die comprimirte Luft hat Trommelfell und Gehörknöchelchenkette nach innen verschoben und durch die nach innen gerückte Steigbügelplatte ist im Labyrinth eine Erhöhung des hydrostatischen Drucks ausgelöst, die dämpfend die Schwingungen der labyrinthären Fasern behindert hat.

Wie durch den Druck stärkster Luftschwingungen mechanisch das Trommelfell mit der Kette nach innen gedrückt wird, so kann es zweitens auch durch Muskelzug — in seltenen Fällen willkürlich, in den meisten Fällen reflektorisch — bewegt werden. Man hat seit langem dem physiologischen Zweck der beiden quergestreiften Muskeln im Mittelohr nachgedacht und mit vielem Scharfsinn, aber nicht ganz vorurtheilsfrei Vermuthungen über ihre Wirkungsweise theoretisch und experimentell zu begründen versucht. Den meisten Versuchen sieht man es an, dass sie von vornherein einen Zweck wahrscheinlich zu machen strebten, der keinesfalls mit der Helmholtz'schen Lehre von der Schallübertragung collidiren durfte. Es ist deshalb unnötig und fast unmöglich, alle bis in die neueste Zeit angestellten sich gegenseitig stützenden und widersprechenden Arbeiten zu registriren. Sieht man ab von den in ihnen niedergelegten, oft complicirten Schlüssen, welche theilweise im Laufe der Jahre sich zu feststehenden Lehrmeinungen verdichtet haben, so bleibt als thatsächlicher Rest nur eine antagonistische Wirkung beider Muskeln in dem Sinne anzuerkennen, dass der Tensor das Trommelfell und damit die Steigbügelplatte nach innen zieht, der Stapedius die Platte aus dem Vorhofsfenster wieder herauszuhebeln sucht. Beide Muskeln rufen eine Aenderung des Drucks im Labyrinth, der Tensor eine Vermehrung, der Stapedius eine Verminderung hervor. Im Sinne des oben richtiggestellten Begriffs der Accommodation sind die Ursachen und Folgen solcher Druckänderung leicht verständlich.

Wird der Hörnerv vom Endorgan durch zu starke oder nachhaltige Schallreize erregt, so überträgt sich die Erregung auf die motorischen Trigeminusfasern im Ganglion oticum, welche den Tensor tympani innerviren. Je nach der verschiedenen Anspannung des Tensor tympani werden bis zn den feinsten Abstufungen die verschiedenen Druckzustände im Labyrinth ermöglicht, welche die Schwingungsweite der Labyrinthfasern auf den jeweils besten Grad der Perception einstellen und welche durch das exakte Widerspiel des antagonistisch wirkenden, vom N. facialis innervirten Stapedius peinlich genau abgetönt werden können. Es ist für diesen Fall das Vorhandensein eines völlig intakten Trommelfells nicht unbedingte Voraussetzung; es genügt das Vorhandensein einer ausreichenden Balancirung des Hammers und seiner freien Beweglichkeit im Achsenband.

Die reflektorische Accommodation erfolgt langsamer, als die mechanisch durch stärksten Schall direkt ausgelöste, weil sie wie jeder Reflexvorgang zwischen Reiz und Zuckung eine gewisse Zeit beansprucht; und sie erfolgt weniger zu dem Zwecke, um die durch starke Töne hervorgerufenen Schwingungsweiten der Schneckenfasern zu beschränken, als um die Wirkungen und Nachwirkungen der tiefen Töne zu reguliren. Dass eine Accommodation im Sinne einer Dämpfung für das Abklingen der tiefen Töne wegen ihrer längeren Nachschwingungen eine physikalische Nothwendigkeit ist, wurde schon oben bei Erläuterung des Begriffs »Dämpfung« dargestellt; die Accommodation wird aber fast noch bedeutungsvoller deswegen, weil sie es ermöglicht, auch das Anklingen der tiefen Töne zu modificiren. Die tiefen Töne

6*

gebrauchen ceteris paribus für ihre Schwingungen einen grösseren Spielraum der Bewegung und sie werden durch Beschränkung des Spielraums mehr behindert, als die hohen Töne. Durch successive Drucksteigerung kann erreicht werden, dass aus der resonirenden Schallmasse nach und nach immer mehr Töne tieferer Tonlagen abgeschwächt werden, zu Gunsten der höheren Töne, die weniger unter der Verkürzung des Spielraums zu leiden haben. Die hohen Töne können somit zeitweilig isolirt werden und, wenn bei Wiederabschwellen des Drucks allmählich die tieferen Töne wieder hinzutreten, so ist damit der feinsten Zergliederung einer Schallmasse in ihre einzelnen Componenten die wunderbarste Handhabe gegeben. Unter diesem Gesichtspunkt wird der physiologische Vorgang des Horchens und der Concentrirung der Aufmerksamkeit auf bestimmte Schallqualitäten in ein ganz neues Licht gerückt.

Dass diese Vorgänge sich so abspielen, dafür kann man in einigen Versuchen den Beweis finden, welche deutlich eine stärkere Abschwächung für die tiefen Töne bei Einwärtsrücken der Steigbügelplatte ergeben. Macht man z. B. den Valsalva-schen Versuch, indem man Luft ins Mittelohr presst, oder com-primirt man, wie in dem Gellé'schen Versuch, die Luft vom Gehörgang aus, so wird der intralabyrinthäre Druck erhöht und werden dadurch — ganz einerlei, wie in dem einen oder anderen Falle das Trommelfell sich gestellt hat — die auf tiefe Töne resonirenden Fasern in weit stärkerem Maasse beeinträchtigt, als die auf hohe Töne resonirenden: Eine A-Stimmgabel, mit stärkstem Anschlag in Bewegung gesetzt und vor das Ohr gehalten, wird fast unhörbar, während eine 4 Oktaven höher liegende Stimmgabel trotz leiseren Anschlags unvermindert sich geltend macht.

Noch beweisender als diese Versuche, bei welchen gleich-zeitig, wenn auch ihrer ganzen Construktion nach unbeachtlich, die Membrana secundaria im Schneckenfenster eingedrückt wird, sind Untersuchungen, welche in einigen Fällen von willkürlich hervorzurufendem Tensorzug sich anstellen lassen. Uebereinstimmend findet sich eine Ausschaltung oder Behinderung nur der tiefen Töne. Am eingehendsten hat Schapringer[1]) unter Anleitung von Helmholtz darüber berichtet: Es wurden bei ihm die tiefsten hörbaren Töne bis zu etwa 70 Schwingungen für die Empfindung ganz ausgelöscht, von da an erschienen sie geschwächt und leerer in der Klangfarbe, bei noch höheren Tönen verlor sich diese Erscheinung wieder und die Stimmgabeltöne der dreigestrichenen Oktave erschienen einigemale selbst verstärkt. — Während diesen willkürlich hervorgerufenen Tensorzuckungen sich stets als Begleitung Muskelgeräusche zugesellen, kommen diese bei der nicht so plötzlich und nicht gleich maximal einsetzenden reflektorischen Bewegung in Wegfall und der ganze Vorgang vollzieht sich ohne jedes Zuthun und unmerklich unterhalb der Schwelle des Bewusstseins in derselben Weise, wie die reflektorischen Muskelbewegungen bei der Accommodation im Auge. Während diese aber, weil an glatte Fasern gebunden, allmählicher erfolgt, wird die Accommodation im Ohre durch quergestreifte Muskeln bewirkt und deshalb rascher reagiren; sie wird aus demselben Grunde aber, da die Anspannung weder periodisch noch graduell gleichmässig geschieht, auch leichter ermüden, besonders wenn das Ohr längere Zeit hintereinander auftreffenden Schall differenziren will. Es ist leichter, die wechselnden Bilder einer Landschaft — bald in die Ferne, bald in die Nähe einstellend — tagelang aufzunehmen, als in einem Concert auch nur kurze Zeit die verschiedenen Tonlagen des Orchesters mit Anspannung zu verfolgen. Joh. Müller hat darauf hingewiesen, dass, wenn jemand mehrere Tage ohne Unterbrechung in einem schweren Postwagen gefahren ist, er in der Ruhe noch lange das Poltern und Geräusch forthört. Dieser Beobachtung, die in der Jetztzeit kaum noch jemand an-

---

1) A. Schapringer, Ueber die Contraktion d. Trommelfellspanners Wiener akad. Sitzungsber. LXII, II, S. 571.

zustellen Gelegenheit hat, kann man Fälle anreihen, wo nach
längerem Aufenthalt in der Nähe eines Wasserfalls, des bran-
denden Meeres oder sonst continuirlicher Geräusche das Ohr
auch in der Stille noch lange unter der Nachempfindung des
objektiven Schalls zu leiden hat, den die ermüdete Accommodation
nicht abzuschwächen vermochte. Freilich gelingt es systema-
tischer Ausbildung und steter Uebung wie bei anderen willkürlichen Muskeln, so auch bei den accommodirenden Muskeln im
Ohre, ihre Leistungsfähigkeit zu steigern. Und es ist eine Thatsache von für die Zweckmässigkeit quergestreifter Muskulatur
beweisender Analogie, dass in den Augen gerade derjenigen
Vögel, welche die schärfste und grösste Accommodation haben,
bei den Raubvögeln, die Accommodation geknüpft ist an das
Vorhandensein besonders stark entwickelter quergestreifter
Muskulatur.

Der Zwiespalt in den Theorieen der beiden Altmeister der
Physiologie Joh. Müller und Helmholtz löst sich also, um
kurz zu recapituliren, auf in dem Sinne eines anders und viel
höher organisirten Mechanismus der Kette: Sie ist der unent-
behrliche Schutz- und Regulirapparat, um die Schwingungen
der resonirenden Schneckenfasern einzuhalten, zu beschränken
oder abzutönen, und sie dient nicht dazu, die Schallfortpflanzung
auf das innere Ohr erst zu ermöglichen. Alle Schalle der
äusseren Luft pflanzen sich durch die Substanz des Trommelfells hindurch fort in molekular fortschreitenden Wellen, wie
Joh. Müller es lehrte, aber von da, im Gegensatz zu seiner
Theorie, nicht vermittelst der Kette auf das Labyrinthwasser,
sondern durch die Luft des Mittelohrs direkt auf die Schneckenkapsel und die an ihrer Innenwand ausgespannten Radiärfasern.
Die Kette kann nur im Helmholtz'schen Sinne wirkungs-
fähig werden und wird es auch, aber nicht unterschiedslos bei
allen Schallschwingungen, wie Helmholtz meinte, sondern nur
bei Schallen stärkster Amplituden, die mechanisch das Trommel-

fell und damit die Kette im Ganzen nach innen zu treiben vermögen, oder bei jenen Schallwirkungen, welche reflektorisch eine Einwärtsbewegung der Kette auslösen.

Dass solche Bewegungen die Resonanzschwingungen im Endorgan nicht erst hervorrufen, sondern im Gegentheil sie in dem viel bedeutungsvolleren Sinne einer Dämpfung beeinflussen müssen, sollen die obigen Ausführungen als eine physiologische Nothwendigkeit zu zeigen versucht haben. Wenn zur Zeit die bewährte Methode experimentell physiologischer Untersuchung noch daran scheitert, dass alle Experimente im Ohr nothgedrungenerweise nur unter den künstlichsten Bedingungen angestellt werden können und es bisher fast unmöglich ist, diese namenlos feinen mikroskopischen Mechanismen auch nur in ihren Vorbedingungen nachzuahmen, so treten hier ergänzend und unterstützend die Nutzanwendungen ein, welche Beobachtungen an dem pathologisch gestörten Mechanismus ergeben. Sie ersetzen das physiologische Experiment und scheinen zu einer vollen Bestätigung der neueren Auffassung zu dienen.

III.

Reine Schallleitungshindernisse im Ohr machen bei der hohen Empfindlichkeit des Endorgans keine oder nur geringe Störungen der Hörfähigkeit. Wie Stellung und Bau der Ohrmuschel, Weite des Gehörgangs und Grösse des Trommelfells für das Gehör keine Unterschiede bedingen, so können auch, sowohl im äusseren Gehörgang wie in den ihm anliegenden Knochenräumen, die leitenden Medien in ihrer Zusammensetzung beträchtlich von dem normalen Zustand abweichen, ohne dass dadurch der Schall dem inneren Ohr merklich fern gehalten würde. Ebensowenig wie es künstlich gelingt, in Fällen, wo es recht wünschenswerth wäre, dem Ohre vor äusseren Schallwirkungen durch Einschaltung irgend welcher Vorrichtungen Ruhe zu verschaffen, ebensowenig vermögen pathologische Vorgänge die Schallzuleitung ganz zu behindern.

Es ist bekannt, dass langsam entstandene grosse Ceruminalpfröpfe, die mit ihren concentrisch geschichteten äusseren Epidermislagen unmittelbar den Gehörgangswänden anliegen und das Lumen völlig verstopfen, keine ihrem Träger auffallende Gehörverschlechterung verursachen; erst mit dem Moment, wo die ceruminösen Massen infolge Aufquellens durch eindringendes Wasser oder infolge Verschiebung durch mechanische Insulte das Trommelfell fixiren, werden sie lästig durch die Ausschaltung der Accommodationsmöglichkeit. Auch das Trommelfell kann seine normaleLeitungsfähigkeit nicht nur durch Kalkeinlagerungen und Verdickungen, sondern auch umgekehrt durch Verdünnungen und Atrophieen in seiner Substanz in weiten Grenzen verändert haben, ja es kann theilweise fehlen, und trotzdem wird der Schall nicht merklich anders zugeleitet und empfunden, sofern nur nicht etwa Nebenstörungen in der Accommodationsfähigkeit vorhanden sind. Für manche Formen von Schwerhörigkeit hat man trotzdem den Grund in einem veränderten Leitungsvermögen der eingeschobenen Medien finden wollen. Wenn alte Leute das Uhrticken vom Knochen nicht mehr hören, so hat man dafür eine verschlechterte Leitung durch den Knochen infolge seniler Veränderungen seiner Gewebe angeschuldigt; und wenn bei Fixation der Kette der Stimmgabelton längere Zeit vom Knochen, als normalerweise, gehört wird, so soll das seinen Grund in einer Besserleitung infolge vermehrter Anspannung des Mittelohrapparats haben (Bezold).

Dass tiefgreifende Umwandlungen in der Knochenstruktur ohne Einfluss bleiben, zeigen Fälle akuter Eiterungen, wo operativ die eitrig eingeschmolzenen Knochenzellen entfernt wurden und sich später durch neugebildetes Bindegewebe ersetzten. Daraus allein resultiren bei den in sog. Knochenleitung vorgenommenen Stimmgabelprüfungen niemals irgend welche Abnormitäten, und wie hier, so spielen auch in den oben angeführten Beispielen blosse Veränderungen im Leitungsvermögen nicht die Rolle, welche man mangels anderer Erklärung ihnen zutheilte. Im ersten Falle ist es, wie gezeigt werden soll, die Herabsetzung der Perceptionsfähigkeit überhaupt, im zweiten die Behinderung der Accommodation, welche die Störungen hervorruft.

Störender als die oft nur geringfügige Beeinträchtigung der Hörschärfe wirken manchmal die Nebengeräusche, welche durch Veränderungen in den schallzuführenden Räumen gesetzt werden.

Hier sind es einmal Geräusche, welche in der Abschliessung der Luftsäule des Gehörgangs und Mittelohrs ihren Grund haben. Wie durch die fest eingeführte Fingerkuppe willkürlich, so kann pathologisch auch durch Fremdkörper u. A. die Empfindung eines feinen Brausens entstehen, auf Grund einer objektiven Verstärkung der im Gehörgang allemal vorhandenen Luftbewegungen. So lange der Gehörgang offen steht, können sie nach aussen entweichen und bleiben unmerklich; beim Verschluss werden sie von dem abschliessenden Körper gegen das Innere zurückgeworfen und so in ihren Wirkungen verstärkt, ähnlich wie das Dröhnen in einer geschlossenen Kutsche gering ist, so lange ein Fenster geöffnet bleibt und erst unangenehm wird bei allseitig bewirktem Verschluss. Von einer Resonanz im eigentlichen Sinne kann dann die Rede sein, wenn die abgeschlossene Luftsäule gerade die halbe Wellenlänge der die Schallmasse bildenden Töne hat. Die Schallgeschwindigkeit zu 340 m und die Länge der Luftsäule zu 4 cm angenommen, würde ein Ton von 8 cm Wellenlänge und also $\dfrac{34000}{8} = 4250$ Vollschwingungen typische Resonanz im Ohr erzeugen. Alle anderen Töne werden unregelmässiger, einfach durch die allseitige Reflexion von den Wänden verstärkt und deshalb auch verstärkt gehört. Auf diesen Erscheinungen beruht auch der Stimmgabelversuch, welchen, obwohl ohne diagnostische Bedeutung, Gruber[1]) eingeführt hat. Der Stiel einer tönenden Stimmgabel wird, wenn er in einem bestimmten Zeitpunkte vor dem Ohr nicht mehr gehört wird, wieder deutlich gehört, wenn man ihn so fest in den Gehörgang

---

[1]) Gruber, Zur Hörprüfung. Monatsschr. f. Ohrenhlkde. 85, 2.

setzt, dass er diesen völlig abschliesst. Die ganze Schallenergie, die vorher nach allen Seiten zerstreut wurde, wird dann ausschliesslich in's Ohr geleitet und durch den Abschluss am rückläufigen Entweichen gehindert. Auf dieselbe Verstärkung des Tons sind in manchen Fällen von Verstopfungen im Ohr auch die Veränderungen zu beziehen, welche sich bei Anstellung des Weber'schen und Rinne'schen Versuchs beobachten lassen.

Eine zweite Kategorie von Geräuschen, die ebenfalls durch Alterationen in den pneumatischen Vorräumen ausgelöst werden, verdanken ihre Entstehuug abnormen Circulationsverhältnissen. Es sind die klopfenden oder hämmernden Geräusche, wie sie bei entzündlichen Processen im Mittelohr oder bei angestrengter Herzthätigkeit oder vasomotorischen Lähmungszuständen infolge von Alkohol-, Salicylsäure- und Chininintoxicationen u. a. entstehen. Sie haben ihren einzigen Grund in dem verstärkten Capillarpuls, der besonders in den Promontorialgefässen, sich dem direkt dahinterliegenden Endorgan durch molekulare Schwingungen in der Knochenwand zur Wahrnehmung bringt. Nicht anders wie man indirekt bei der Auskultation des Herzens dessen Bewegungen hört, so auskultirt direkt das Endorgan die an seinen Wänden vor sich gehenden Pulsationen, sobald sie das gewöhnliche Maass überschreitet. Selbstverständlich werden auf die gleiche Weise auch venöse Geräusche, wie sie objektiv als Nonnensausen gehört werden, subjektiv als solche autopercipirt, besonders wenn gleichzeitig z. B. der Bulbus der Vena jugularis ohne Vermittelung schallschwächender pneumatischer Räume bis an die Labyrinthkapsel reicht.

Störungeu in der Schnecke machen Ausfallserscheinungen des Hörvermögens von völligem Verlust desselben herab bis zu geringen Graden verminderter Hörschärfe nur für gewisse Töne.

Ein Ohr, dessen Schnecke angeboren fehlt oder durch entzündliche Vorgänge als Sequester ausgestossen wurde, ist ohne
jedes Gehör. Wenn man früher bei solchen Fällen noch ein
gewisses Hörvermögen fand und daraus den Schluss zog, dass
auch ein schneckenloses Ohr noch hören könne, so ist dieser
Schluss durch neuere Untersuchungen (Habermann, Bezold)[1])
hinfällig geworden. Es zeigte sich, dass das scheinbare Hörvermögen des schneckenlosen Ohres nur ein schwächeres Spiegel-
bild des auf dem andern Ohr vorhandenen Hörvermögens
war, indem ein Herüberhören nach dieser Seite stattfindet. Die
gegensätzlichen Befunde Ewalds[2]), der bei labyrinthlosen Tauben
noch ein Gehör für die tieferen Töne gefunden haben wollte,
werden dadurch entkräftet. Denn ist es schon schwierig, Bewegungen des Thieres unbedingt sicher als Reaktion eines hervor-
gebrachten Schalls zu deuten, so ist es ganz unmöglich nachzuweisen, dass der Schall vom Thiere wirklich als Schall und
durchs Gehör empfunden wurde, dass nicht einfach die mechanischen Erschütterungen, mit welchen starke und gerade starke
tiefe Töne einhergehen, bloss taktile Empfindungen hervorrufen. Dass bei doppelseitigem Fehlen der Schnecke absolute
Taubheit besteht, ist, wenn bisher auch nur durch zwei Fälle
(Gruber, Max), erwiesen.

Bezüglich der Störungen, welche in der zwar vorhandenen,
aber irgendwo geschädigten Schnecke auftreten, ist zu unterscheiden, an welchem Punkte zuerst sie einsetzen. Erkrankungen
des eintretenden Nervus cochlearis führen bei völliger Degeneration
desselben zu Taubheit. Wird er durch Tumoren oder entzündliche Infiltration von der Umgebung aus ergriffen, so fallen für die
Perceptionsleitung zum Centralorgan alle die zuerst geschädigten,
äusseren Fasern des Nervenstammes aus. Wie die Anatomie
es lehrt, wickeln sich die einzelnen Fasern successive von aussen

---

[1]) Verhandl. d. Deutsch. otol. Ges. 97, S. 76—90.
[2]) R. Ewald, Physiol. Unters. üb. d. Endorgan d. Nerv. octavus.

nach innen in der Weise ab, dass die äusseren zu den unteren, die folgenden zu den oberen Schneckenwindungen treten. Demzufolge werden Einwirkungen auf die äusseren Fasern mit dem Ausfall der von den unteren Schneckenwindungen ressortirenden hohen Töne vergesellschaftet sein. Das würde sich mit einigen bisher gemachten Beobachtungen decken. Doch wird es zu definitiver Entscheidung noch mancher exakten klinischen und anatomischen Untersuchungen bedürfen gerade in den Anfangsstadien, wo es noch nicht zu völliger Compressionslähmung gekommen. Treten im Nerven selbst irgendwelche Störungen auf, so wird es je nach den verschiedenen Punkten seines Querschnitts, welche betroffen sind, zu ganz unregelmässigen Ausfallserscheinungen kommen. Ebenso inconstant scheinen die Folgen zu sein, welche sich an Störungen in den als trophische Centren anzusehenden Spiralganglien z. B. bei Tabes anschliessen, obwohl ein genau beobachteter Fall von Habermann[1]) dafür spricht, dass auch hier zuerst die Ganglien der für die hohen Töne vorhandenen Nervenfasern erkranken und die von ihnen versorgten Fasern atrophiren lassen.

Lokalisiren sich Erkrankungen im Endorgan selbst, sei es in Folge traumatischer oder entzündlicher oder constitutioneller Ursachen, so werden sie je nach äusseren Zufälligkeiten die verschiedensten Stellen befallen, und an den verschiedensten Stellen, oft an mehreren zugleich, scharf umschriebene Störungen erzeugen können. Dass Erschütterungen oder Verletzungen der Schneckenkapsel Ausfallserscheinungen von einfachen Verstimmungen einiger Fasern bis zu dauernden schwereren Schädigungen verursachen, ohne dabei an Prädilectionsstellen sich zu binden. ist ohne Weiteres klar. Wird durch embolische Processe das Lumen der Arteria auditiva völlig verlegt, so wird, da sie eine Endarterie ist, absolute und dauernde Taubheit die Folge

---

[1]) Arch. f. Ohrenheilk. XXXIII.

sein. Dringen mit dem Blutstrom Schädigungen entzündlicher
oder sonstiger Art ein, so werden sie entweder dessen erste Ver-
sorgungsgebiete, also wieder die basalen Windungen, in Mitleidenschaft ziehen, oder sie können, indem sie je nach ihrer
zufälligen Strömung in verschieden hoch abgehende Zweige gerathen, in ganz verschiedenen Zonen des Capillargebietes sich
festsetzen und in Folge dessen Ernährungs- und Funktions-
störungen an unberechenbaren Punkten der Basilarmembran
verursachen; nur die Spitzenwindungen werden meistens frei
bleiben, weil die schädigenden Momente schon in den Anfangs-
gebieten des Blutstromes abfiltrirt sind. Demzufolge entstehen
unregelmässige, aber scharf umgrenzte Tondefekte gewöhnlich
im oberen Ende oder im Mittelbereich der Tonskala. Manchmal,
wenn die Schädigungen sich gleichzeitig in mehreren Zonen
lokalisirt haben, kommt es zu multiplen Tonlücken, die dann
durch mehr oder weniger ausgedehnte Inseln erhaltener Hörfähigkeit getrennt sind.

In leichteren Fällen werden Störungen nicht mit eigentlichem
und dauerndem Funktionsausfall der betroffenen Fasern ver-
knüpft sein, sondern nur mit einer Beeinträchtigung ihrer
sonstigen Schwingungsfähigkeit, mit einer Alteration ihrer Ab-
stimmung.

Leichte Trübungen und Gerinnungen im Schneckenwasser
können durch vermehrte Belastung die Schwingungsanzahl einer
resonirenden Faser gegenüber ihrer normalen herabsetzen, sodass eine Faser, die sonst 100 Schwingungen hat, deren nur
vielleicht 90 macht. Sie wird deshalb auch nur auf einen von
aussen kommenden Ton von 90 Schwingungen resoniren, trotzdem aber die wie früher ihr verbundene Nervenfaser erregen,
welche jedesmal die Empfindung eines Tons von 100 Schwingungen
im Centralorgan auslöst. Ein objektiver Ton ruft also die sub-
jektive Empfindung eines höheren hervor. Ist neben der ver-
stimmten Faser noch die andere, richtig resonirende Faser un-

versehrt, so wird das erkrankte Ohr 2 Töne hören (diplacusis monauralis), neben dem höheren Pseudoton von 100 Schwingungen auch den objektiv richtigen von 90 Schwingungen. Meist aber sind mehrere Fasern zugleich in Mitleidenschaft gezogen und verstimmt und es tritt dann die Erscheinung auf, die als Diplacusis binauralis bezeichnet wird und richtiger wohl als Paracusis auf einem Ohr zu bezeichnen wäre. Es wird auf dem kranken Ohr ein bestimmter Tonbezirk einfach, nur in anderer Höhe als auf dem gesunden, gehört. Bei der minimalen Breite der Resonanzfasern muss selbst das winzigste Exsudat oder Transsudat immer gleichzeitig auf mehreren benachbarten lasten und zwar wird das Maximum der Verstimmung diejenige Faser aufweisen, über der das aufgelagerte Exsudat am stärksten ist. Das würde Beobachtungen erklären, wo die Verstimmung gradweise bis zu einer gewissen grössten Differenz anwächst und wieder abnimmt. Einer meiner Patienten, ein hochgebildeter Musiker, bekam im Anschluss vielleicht an eine Influenza, eine solche Paracusis in der Weise, dass er in der zweigestrichenen Oktave die Claviertöne schon etwas zu hoch hörte; in der dreigestrichenen Oktave betrug die Differenz gegen die Norm schon einen Viertelton und bei b und g dieser Oktave vollzog sich allmählich der Uebergang in die Differenz eines vollen Halbtons, die beim dreigestrichenen a ganz deutlich war und von da sich allmählich wieder verringerte. Als eine Oktave klang diesem Patienten a″ und gis‴ und ebenso b″ und a‴. Innerhalb 14 Tagen bildete sich diese Störung ziemlich rasch zurück, in Folge wohl der Resorption des anzunehmenden belastenden Exsudates. Dass unter Umständen auf ähnliche Weise eine vermehrte Spannung und damit eine höhere Stimmung gewisser Basilarsaiten (Knapp)[1]) entstehen kann, soll nicht in Abrede gestellt werden, wenn es auch wohl nicht so leicht und häufig vorkommt.

---

[1]) Knapp, Arch. f. A. u. O. I, 2.

Inwieweit Verlegungen der Venen und Aquäducte Funktions-
störungen und unter welchen Erscheinungen auslösen, entzieht
sich bisher jeder Kenntniss. Wie Asher in seiner vorzüglichen
Arbeit schon nachgewiesen hat, werden sich im Allgemeinen die
Druckverhältnisse in den beiden lymphatischen Räumen ziemlich
lange ausgleichen können, dass es nirgends zu einem Ueber-
druck kommt, indess bei hochgradigen und dauernden Störungen
werden diese für die zarten Gebilde des Endorgans nicht ohne
schwer schädigende Rückwirkung bleiben können. — Die
Schwindelerscheinungen, welche durch jähen Abfluss oder plötz-
liche Druckschwankungen und Volumensänderungen des Labyrinthwassers ausgelöst werden, entstehen nicht von der Schnecke
aus, sondern von dem dieser angegliederten Vorhofbogenapparat
und erfordern deshalb hier keine Besprechung.

Für das Zustandekommen von Schwingungen der resonirenden
Fasern im Endorgan ist die Membran des Schneckenfensters
von fundamentaler Bedeutung und ihre Schädigungen verdienen
um so mehr die Aufmerksamkeit, als sie bei den häufigen Erkrankungen des Mittelohrs, häufiger als die an allen andern
Stellen der Schnecke auftreten müssen. Um so bedauerlicher ist
die Lücke, die bisher das Material klinischer Beobachtungen
aufweist. Wie Bezold [1]) es aussprach, »dass bei Fixation der Kette
es wahrscheinlich gleichgültig sei, ob auch die Membran des
runden Fensters ihre Bewegungsfähigkeit verloren habe oder
nicht«, so hat man bisher in der Helmholtz'schen Theorie
befangen dem Verhalten dieser Membran gar keine Beachtung
geschenkt. Und doch hätten schon zahlreiche Befunde auf ihre
Bedeutung für den Hörakt hinweisen sollen. Bei reinen Fällen
z. B. von Stapesankylose besteht, so sehr auch — schon durch
die quälenden Geräusche — das feine Hören gesunken ist, doch
noch ein Verständniss für laute Sprache und erst wenn auch

---

[1]) Bezold, Das Hörvermögen der Taubstummen. Wiesb. 96, S. 29.

die Schneckenfenstermembran unbeweglich geworden ist, ist jedes Hörvermögen geschwunden. Man hat sich für solche Fälle, wo bei ankylosirter Stapesplatte und intactem Schneckenfenster noch ein offenbares Hörvermögen bestand, an die erkünstelte Erklärung geklammert, dass hier wie früher durch das ovale Fenster so »wahrscheinlich nun durch das runde Fenster der Schall hereinträte.« Aber, wie schon hervorgehoben, nicht herein-, sondern hinaustreten muss der Schall können, wenn Schwingungen möglich werden sollen und je unnachgiebiger die Membran ist, um so weniger kann das der Fall sein. In den wenigen Fällen, wo eine isolirte völlige Obliteration der Schneckenfenster sich vorfand, war sie vergesellschaftet gewesen mit völliger Taubheit. Ueber die Anfangsstadien und die Uebergänge, die von geringen und theilweisen Versteifungen bis zu absoluter Unbeweglichkeit der Membran möglich sind, sind weder bezüglich der Häufigkeit des Vorkommens noch der Art ihres Auftretens sichere Aussagen zu machen.

Wenn es gestattet ist, an der Hand klinischer, nur per exclusionem anzustellender Erwägungen, ein neues Krankheitsbild abzugrenzen, so wird ein grosser Theil jener schleichend und ohne Geräusche verlaufenden Schwerhörigkeiten auf pathologische Beweglichkeitsstörungen der Membrana secundaria zurückzuführen sein. Und zwar werden ziemlich alle Tonhöhen gleichmässig von diesen Störungen betroffen werden, denn was die tiefen Töne an grösserem Spielraum verlangen, werden sie durch ihre ceteris paribus grössere lebendige Kraft sich erzwingen können, wenn von anderer Seite kein activer Gegendruck ausgeübt wird. In allen Tonlagen werden successive die schwächeren Töne zuerst erlöschen und schliesslich nur noch die allerstärksten gehört werden, bis auch sie die schliesslich völlig unnachgiebig gewordene Membran oder die an ihre Stelle getretene Knochenplatte nicht mehr auszubuchten vermögen. Man muss sich bei Prüfung solcher Fälle mittelst

Stimmgabeln gegenwärtig halten, dass die hohen Stimmgabeln Töne von viel grösserer Intensität bei starkem Anschlag
erzeugen können, als es unter gleichen Antriebsstärken die
tieferen vermögen, und sich deshalb hüten, bei einem Kranken,
der wohl noch hohe, aber keine tiefen Stimmgabeln mehr hört,
deswegen schon einen Funktionsausfall der tiefen Töne an sich
anzunehmen. Ein solcher Kranker wird das Vorhandensein von
auf tiefe Töne noch reagirenden Fasern dadurch documentiren,
dass er die tiefen Töne der Kirchenorgel noch hört, auch wenn
er für die gleich tiefen, aber wesentlich schwächeren Stimmgabeltöne unempfindlich geworden ist.

Ein gutes Beispiel für solche Beweglichkeitsbeschränkungen
der Schneckenfenstermembran liefern manche Fälle von acuter
Mittelohrentzündung, wo ein leicht bewegliches Exsudat an den
abhängigen Partieen sich ansammelt und die Accommodation
nicht erheblich behindert. Reicht die Niveaulinie des Exsudats
so hoch, dass sie die Kuppel des Schneckenfensters ausfüllt, so
wird dadurch ziemlich gleich für alle Tonhöhen das Hörvermögen geschmälert, und auch die tiefen Töne werden nicht
besonders schlechter, als die hohen wahrgenommen. Diese
Fälle zeigen zugleich mit dem Schwergewicht eines physiologischen Experiments die functionell wichtige Bedeutung des
Schneckenfensters. Macht man nämlich mittelst des Catheters
Lufteintreibungen in's Ohr, so wird dadurch das Exsudat entweder so verspritzt, dass die Niveaulinie verschwindet, oder
die eingetriebenen Luftblasen treten in das Exsudat, sammeln
sich gemäss ihrer geringeren Schwere an dessen Oberfläche
und fangen sich so auch unter der Kuppel des Schneckenfensters. In beiden Fällen wird die Membran des Schneckenfensters von der Belastung des Exsudats befreit, und mit dem
Moment die vorher fast verschwundene Hörschärfe für Flüstersprache auf viele Meter wieder hergestellt. Wird durch Lageänderung des Kopfes oder durch allmähliche Resorption der

Luft die Kuppel wieder mit Exsudat erfüllt, so stellt die alte Schwerhörigkeit sich wieder ein.

Dieselben Störungen, welche hier ein Exsudat macht und welche mit dessen Verschwinden zurückgehen, werden sich einstellen, nur dauernd sein in Fällen von bleibenden pathologischen Versteifungen der Membran. Schon Tröltsch[1]) hat darauf hingewiesen, dass im Anschluss an entzündliche Vorgänge im Mittelohr es zur Bildung von Pseudomembranen und Verdickungen verschiedenen Grades bis zur Verkalkung der Membrana secundaria kommen kann. Es ist klar, dass solche und gerade die mit knöcherner voller Obliteration endigenden Processe mit zunehmender Schwerhörigkeit bis zu absoluter Ertaubung einhergehen müssen. Hier eröffnet sich der Therapie ein dankbares Feld. Denn wenn es gelingt, solche reinen Fälle von Obliteration des Schneckenfensters zu erkennen, ist es möglich, durch operative Freilegung und Eröffnung mittelst der elektrisch betriebenen Fraise dem Schneckenmechanismus wieder Bahn zu schaffen. Man darf annehmen, dass an Stelle des entfernten Knochens eine neue bindegewebige Membran sich bilden wird, die den resonirenden Schwingungen einen günstigeren Spielraum gestattet. Die technische Ausführbarkeit habe ich durch mannigfache Operationen an der Leiche kennen gelernt und ihre Ungefährlichkeit an einem Kranken gesehen, den ich im April d. J. unter der obigen Indicationsstellung, aber wegen anderer Complication nicht mit dem Erfolg der erhofften Restituirung des Hörvermögens operirt habe.

Es erübrigt noch kurz der funktionellen Störungen zu gedenken, welche in der Schnecke durch keine andere Ursache als den Schallreiz selbst entstehen können. Wie im Auge eine jähe und intensive Blendung die betroffene Stelle in der Retina zerstört, so wird ein plötzlicher und excessiver Schallreiz, wenn

---

1) Tröltsch, Die Anat. d. Ohres. Würzbg. 60, S. 55.

7*

er ein ungeschütztes Ohr befällt, hier die zarten Gebiete des
Endorgans mit einem Schlag vernichten. Am ungeschütztesten
ist das Ohr gegen hohen Schall. Denn einmal gehen hier die
Schwingungen der Lufttheilchen mit ceteris paribus geringeren
Amplituden einher, dass sie nicht so leicht mechanisch die
Dämpfung durch die Kette zum Schutz auslösen, und andererseits erfordern auch die geringeren Amplituden der resonirenden
Fasern schon die ganze reflektorische Maximalleistung der Accommodation, um ruhig gestellt zu werden. Wenn es somit erklär-
lich ist, dass gerade der schrille Pfiff einer Lokomotive dem
Ohr verhängnissvoll wird, so kann doch auch die Gewaltein-
wirkung eines tieferen Schalls, ein Kanonenschuss u. A., den
gleichstimmigen Fasern im Endorgan dauernden Schaden bringen,
besonders dann, wenn sie gleichzeitig den schützenden Mechanismus des Trommelfells zerreisst oder wenn dieses von vornherein nicht vorhanden ist. Und wie ein einmaliger starker Schall,
so können auch die Summirungen häufiger Schallerschütterungen, wie sie manche Berufsarten mit sich bringen, gefährlich
werden. Aus den oben angeführten Gründen sind es wieder
hauptsächlich jene Professionen, die dauernd mit starken Geräuschen der höheren Tonlagen zu thun haben. So ist gerade
von den Kesselschmieden bekannt, dass ihre Thätigkeit zu
Schwerhörigkeit der mit dem Berufslärm correspondirenden
höheren Töne führt; es stellt sich zuerst eine erhöhte Reizbarkeit der Fasern im Endorgan ein in Gestalt von subjektiven
Geräuschen, deren Höhe genau der Höhe der Fabrik-Geräusche
entspricht, und es folgt dann bei fortgesetzter Arbeit ein Stadium
der Lähmung, in welchem das Ohr für die betreffenden Töne
ertaubt. Habermann[1]) hat in einem Falle als anatomisches
Substrat die Degeneration der nervösen Elemente überall mit
Ausnahme der Spitzenwindungen constatiren können.

---

[1]) Ueber die Schwerhörigkeit der Kesselschmiede. A. f. O. XXX, 1, 1889.

In ähnlicher Weise, nur gewöhnlich ohne Reizerscheinungen, entsteht die Schwerhörigkeit in vorgerückteren Lebensjahren. Auch hier sind gewöhnlich die hohen Töne die zuerst ausfallenden, nicht nur aus den erwähnten Gründen physikalischer Natur, sondern auch auf Grund einer mehr physiologischen Wirkung. Die hohen Töne mit ihren grossen Schwingungszahlen setzen zahlreichere Einzelleistungen der mit den Resonanzfasern verbundenen Nervenfasern, eine viel feinere Empfindlichkeit voraus, als die tiefen Töne mit ihren selteneren und grösseren Amplituden. Es wird deshalb im Alter, wo gerade die Feinheit der sinnlichen Funktion zuerst nachlässt, sich die Perceptionsfähigkeit für die höheren Töne zuerst verlieren. Darauf beruht es, dass alte Leute z. B. das feine Zirpen der Grillen oder den hohen Pfiff der Fledermaus nicht mehr hören, bis allmählich auch für die tieferen Tonlagen das Gehör nachlässt, dass sie schliesslich auch vom Knochen aus das Uhrticken nicht mehr wahrnehmen.

Wie hier, so gilt es auch bei anderen pathologischen Störungen in der Perception als ein werthvolles diagnostisches Merkmal, dass der Stimmgabelton direkt vom Knochen kürzere Zeit als sonst gehört wird. Das betreffende Ohr kann nicht mehr scharf percipiren und sein Empfindungsvermögen ist für Reize geschwächt, welche ein gesundes noch deutlich empfindet. Das gilt ebenso wohl auch für die Tonzuführung in indirekter Zuleitung durch die Luft. Es findet sich in allen Fällen, wo die Perceptionsdauer in Knochenleitung für den Stiel herabgesetzt ist, die genau entsprechende verkürzte Hördauer für die Schwingungen sowohl des Stiels, als der freien Enden der benutzten Stimmgabel auch in der Luft-Knochenleitung.

Während es für alle Störungen innerhalb der Schneckenkapsel charakteristisch ist, dass sie entweder mit Tonlücken und -Inseln an verschiedenen Stellen oder mit Schwerhörigkeit resp. subjektiven Geräuschen hauptsächlich in den höheren Lagen der Tonskala einhergehen — nur die Störungen am Schneckenfenster scheinen gleichmässig alle Tonhöhen zu beeinträchtigen, — sind die Störungen in der Accommodation ausgezeichnet durch Ausfalls- oder Reizerscheinungen im Bereiche nur der tieferen Töne. Wie es weiter oben schon hervorgehoben wurde, ist der Accommodationsmechanismus die nothwendige physiologische Voraussetzung für ein exaktes Abklingen gerade der tiefen Töne und für die Möglichkeit einer Modifikation ihres Anklingens. Das wird, wie durch die Probe auf ein Exempel bestätigt, durch das, was pathologische Fälle in regelmässig wiederkehrendem Befunde ergeben: Ist die Accommodation durch Unterbrechung oder Unbeweglichkeit ausgeschaltet, so ist allemal ein Ausfall in der exakten Wahrnehmung der tiefen Töne zu constatiren und das Auftreten von subjektiven tiefen Geräuschen..

Je nach dem Grade der Beeinträchtigung des Accommodationsmechanismus werden die verschiedensten Stufen funktioneller Störungen bedingt. Ein Substanzverlust des Trommelfells ist, so lange er nicht die normale Beweglichkeit des Hammers aufhebt, wenn man von dem Wegfall des mechanischen Schutzes absieht, ohne jeden Nachtheil. Erst wenn die Zerstörung so weit geht, dass der Hammer seine normale Balancirung verliert und der Kopf nach aussen pendelt, während der Stiel nach innen gegen das Promontorium rückt, oder gar durch Adhäsionen in dieser Stellung fixirt wird, treten Störungen auf, die durch eine compensirende Hypertrophie der Muskulatur vielleicht theilweise noch ausgeglichen werden können, so lange das untere Ende des Hammerstiels dem Promontorium unmittelbar noch nicht anliegt. Auf gleiche Weise können Contracturen und selbst Ankylosen in den beiden Ambossgelenken und seiner Paukensyndesmose noch einigermaassen unschädlich gemacht werden. Ist der Tensor selbst oder seine Angriffspunkte ausser

Funktion gesetzt, so sind Druckänderungen im Labyrinth noch immer möglich dadurch, dass vicariirend der Stapedius allein durch Contractionen die Steigbügelplatte aus dem Vorhofsfenster hebeln nnd damit zeitweilig druckvermindernd auf den Perilymphraum wirken kann. Erst wenn der Steigbügel absolut im Fensterrahmen ankylosirt ist, wird jede Accommodationsmöglichkeit ausgeschlossen. Neben diesen dauernden Stellungs- und Beweglichkeitsanomalien kommen alle möglichen mehr vorübergehenden Belastungen in Betracht, welche durch entzündliche Processe und Luftdruckschwankungen bei Tubenverschluss oder vom Gehörgang aus herbeigeführt werden.

Im Vordergrunde des klinischen Bildes stehen die subjektiven Geräuschempfindungen, die bei voller Ausschaltung der Accommodationsmöglichkeit so quälend werden können, dass sie den Kranken zur Verzweiflung treiben. Man hat die verschiedensten Ursachen für ihre Entstehung herbeigezogen, ohne bisher zur definitiven Entscheidung zu gelangen. Im Lichte der neuen Auffassung der Kette als eines Accommodations- und Schutzorgans sind sie leicht erklärt.

Ständig und fast ununterbrochen dringen aufs Ohr Schallwirkungen aus der Umgebung ein, musikalische und unmusikalische meist tiefen Toncharakters, die das accommodationslose Ohr z. B. bei der Sclerose, obwohl es sie hört, nicht mehr dämpfen und deutlich unterscheiden kann und die in Folge dessen zu einem wirren und tiefen Sausen zusammenfliessen. Dabei hat man sich grobsinnlich vorzustellen, dass die Fasern fortwährend mitvibriren und, so lange überhaupt in der Umgebung objektive Geräusche irgend welcher Art zu Stande kommen, nicht zur Ruhe kommen. Tritt wie in der Nacht nun ein relatives Nachlassen der objektiven Geräusche ein, so bedingt das nicht ohne Weiteres auch ein Nachlassen der subjektiven. Denn die Perceptionsfasern verharren, wie das z. B. deutlich die Nachbilder im Auge illustriren, noch eine Zeit lang im erregten Zustande

und zwar umso andauernder und intensiver, je länger und
stärker die Schallreize wirkten und je reizbarer die Fasern
selber sind.

Dass es gerade Geräusche der tieferen Tonlagen sind, die
subjektiv sich geltend machen, hat seinen weiteren Grund in
der unendlich grösseren Häufigkeit der Gelegenheitsursachen,
welche für die Entstehung und Fortleitung tieferen objektiven
Schalls vorhanden sind. Die weitaus überwiegende Zahl aller
Bewegungen, die gewöhnlich die umgebende Luft erfüllen, das
Rauschen des Windes, die Bewegungen des Wassers, das Rollen
der Räder, die Erschütterungen beim Gehen, der ganze Strassen-
lärm u. s. w. sind verbunden mit tieftönigen Geräuschen und
lassen die daneben vorhandenen hohen Geräusche ganz zurück-
treten. Zudem fallen bei der Fortpflanzung leichter die hohen
Geräusche aus, dass nur die tieferen zum Ohre vordringen. Wer
in grossen Räumen, wo viele Menschen zusammen und in der
mannigfachsten Bewegung sind, die Wirkungen dieser vielge-
staltigen Bewegungen auf das Ohr beobachtet, wird bemerkt
haben, dass sie alle zu der Empfindung eines tiefen Brausens
zusammenfliessen. Das Phänomen ist das gleiche bei einem
erkrankten Ohr, wo die zwar nicht so massenhaften, aber sonst
der Qualität nach gleichen Geräusche der Umgebungen nicht
mehr differenzirt werden.

Wenn man in solchen Fällen findet, dass der auf den
Knochen gesetzte Stimmgabelstiel entweder nach der erkrankten
Seite herübergehört wird (Weber) oder auf der erkrankten
Seite länger als normalerweise gehört wird (Schwabach), so
hat das nicht seinen Grund in einer Verbesserung der Leitung
im Knochen, denn der Knochen braucht physikalisch gar nicht
in seinem Leitungsvermögen verändert zu sein und ist es jeden-
falls nicht im Sinne einer Besserleitung; es hat auch nicht
lediglich seinen Grund in behindertem Schallabfluss, denn
gerade in Fällen, wo das Trommelfell in weiten Grenzen oder

völlig fehlt und der Schallabfluss nur noch erleichtert wäre, ist die sogenannte Knochenleitung gleichfalls erheblich verlängert. Der Befund ist darin begründet, dass das erkrankte Ohr in seiner Accommodationsfähigkeit beeinträchtigt ist, dass hier die Schneckenfasern viel ausgedehnter, in weiteren Amplituden als normalerweise schwingen und nachschwingen können, und dass sie schliesslich resp. die mit ihnen verbundenen Nervenfasern in einen Zustand erhöhter, pathologischer Reizbarkeit gekommen sind. Während in dem gesunden Ohr mit der letzten Tonschwingung des Stimmgabelstiels präcis auch jede Gehörswahrnehmung erlischt, dauert diese täuschend in dem erkrankten Ohr noch fort und je nach dem Grade der Accommodationsstörung so lange noch, dass z. B. bei dem Rinne'schen Versuch schliesslich auch die genäherten Stimmgabelenden schon abgeklungen sind. Die verlängerte Hördauer des Stimmgabelstiels vom Knochen ist nur der gleiche Ausdruck und für den Arzt gewissermaassen die mehr objektive Bestätigung der subjektiven Geräuschempfindungen, über welche der Kranke klagt.

Man hat aus dem Unterschied, dass ein vom Gehörgang zutretender Ton schlechter und ein vom Knochen direkt zugeführter besser respective länger als gewöhnlich gehört wird, die Berechtigung hergenommen, zwei ihrem Wesen nach verschiedene Leitungswege zu construiren; indess erklärt sich der Unterschied einfach aus einer rein quantitativen Verschiedenheit der Versuchsanordnungen. Es kann nicht befremden, dass ein Stimmgabelton vom Gehörgang aus, wo neben ihm alle die anderen Geräusche der Umgebung einwirken und eingewirkt haben, die ihm zugehörige Resonanzfaser nicht erheblich stärker erregen wird, als sie und die ihr benachbarten es ohnehin schon pathologisch sind; dass also der Ton mit den schon vorhandenen Geräuschen von gleicher Tonlage unentwirrbar verschmilzt. Andererseits wird der Stimmgabelstielton vom Knochen, weil er an sich schon stärkere und von einer ungewöhnlichen Stelle aus-

gehende Schallerschütterungen hervorruft, trotz der Hyperästhesie
auch der andern benachbarten Fasern noch besser durchdringen
und erfasst werden müssen und, einmal erfasst, eben wegen
der ungenügenden Accommodation und der Ueberreizung der
resonirenden Faser auch länger nachschwingen und gehört werden, als es gewöhnlich der Fall ist.

Wenn die Kranken in solchen Fällen klagen, sie könnten
wohl hören, dass gesprochen würde, aber sie könnten nicht deutlich unterscheiden, was gesprochen würde, so zeigt das schon,
dass die Sprachlaute dem Ohre wohl wie sonst zugeleitet werden,
dass sie aber, soweit sie gerade in der Tonhöhe der unteren
Oktaven liegen, nicht mehr differenzirt werden können. Nicht
nur wegen der störenden subjektiven Geräusche, die vorhanden
sind, sondern auch weil dem Ohre die Möglichkeit der Accommodation im Sinne der Modificirung des Anklingens genommen
ist. Trotz darauf gerichteter Aufmerksamkeit ist es dem Kranken
nicht mehr möglich, besonders wenn Viele durcheinander sprechen,
durch wechselnde Spannung des Labyrinthdrucks zeitweilig gewisse Tonhöhen zu isoliren und isolirt zur Empfindung gelangen
zu lassen.

Schreitet die Accommodationsstörung fort und führt sie wie
bei der Sclerose zu einem dauernden Ausfall, so schliesst sich
an das Stadium der erhöhten Reizbarkeit mit ihren quälenden
subjektiven Geräuschen das Stadium der vollendeten Lähmung
mit hochgradiger oder vollständiger Taubheit für tiefe Töne.

So lange noch Geräusche vorhanden sind, ist es interessant,
den Einfluss zu beobachten, welchen ein Wechsel der Umgebung
darauf ausübt. S c h w a r t z e [1]) hat zuerst darauf aufmerksam
gemacht, dass »manche Fälle mit unheilbarer Mittelohrsclerose
sich in hochgelegenen Alpenkurorten auf die Dauer des dortigen
Aufenthaltes sehr erleichtert fühlen durch Nachlass des qual-

---

[1]) S c h w a r t z e, Die chir. Erkrankungen d. Ohres. § 169.

vollen Ohrensausens und entschiedene Hörverbesserung«. Für diese Beobachtung fehlt bisher, wie noch F r i e d r i c h ¹) in seinem vortrefflichen Buche sagt, jede Erklärung. Und doch ist die Erklärung einfach. Es ist nicht sowohl die Höhlenluft, welche F r i e d r i c h als günstig für das als entotische Gefässgeräusche zu deutende Sausen ansehen möchte, sondern es ist vielmehr die Ruhe und Stille, welche wenig objektiven Schall und demzufolge auch keine Nachbilder und Reizerscheinungen entstehen und die vorhandenen sich beruhigen lässt. Auch in der Ebene, auf dem Lande, wo für möglichste Stille gesorgt ist, ist es möglich die quälenden Geräusche zu mildern. Auf denselben Ursachen begründet ist die gegentheilige Beobachtung, die man beim Aufenthalt der Kranken an der See machen kann. Hier tritt meistens eine bedeutende Verschlimmerung des Ohrensausens zu Tage, eben weil das accommodationskranke Ohr das stete Rauschen des Meeres sich nicht fern halten kann und je gereizter seine Fasern einmal sind in um so stärkerem Maasse darunter leidet.

Als eines selteneren Symptomes ist hier der paradoxen Erscheinung des Besserhörens im Lärm, der Paracusis Willisii, zu gedenken, die man bisher vergeblich zu rubriciren versucht hat. Einige haben sie aus einer erhöhten Erregbarkeit der Hörnerven, andere aus einer für die Schallfortleitung verbesserten Mobilisirung der starr gewordenen Gehörknöchelchen und wieder andere damit zu erklären versucht, dass die subjektiven Geräusche, welche in der Ruhe das Hören behinderten, zum Schweigen gebracht würden. Diese Divergenz der Meinungen, wie sie z. B. J a c o b s o n ²) zusammenstellt, löst sich meines Erachtens unter dem Gesichtswinkel der accommodativen Thätigkeit der Gehörknöchelchenkette: Ist die Stapesplatte im Vorhofsfenster schwerbeweglich geworden, so vermögen weder selbst intensive Schall-

---

¹) E. P. F r i e d r i c h, Rhinologie, Laryngologie u. Otologie. Leipz. 99, S. 25.
²) J a c o b s o n, Lehrb. d. Ohrenhlkde. Leipz. 93, S. 104.

schwingungen noch die Muskelcontraktionen im Mittelohr sie aus der Lage zu rücken. Wird aber durch stärkere Erschütterungen des Körpers im Eisenbahnwagen oder im Wagen auf schlechter Strasse die Platte gelockert, dann gewinnen die Muskelcontraktionen leichteres Spiel und können die beweglicher gewordene Platte günstiger wieder accommodiren. Was für den Normalhörenden eine schwere Störung bedeutet, wird für den in seinem Accommodationsmechanismus Erkrankten eine Unterstützung für besseres Hören. Selbstverständlich können auch, wenn das Hinderniss an anderer Stelle als der Stapesplatte liegt, z. B. in Adhäsionen oder Exsudatbildungen im Kuppelraum, durch stärkere Erschütterungen diese Fixirungen gelockert und damit bessere Accommodationsbedingungen geschaffen werden.

In diesem Zusammenhang werden zugleich manche klinische Beobachtungen von Hörverbesserung durch eingelegte, an sich nur schallschwächende Fremdkörper verständlich. Ein feuchtes Wattekügelchen bei zerstörtem Trommelfell an bestimmte Stellen des Promontoriums gedrückt, erzielt unter der Voraussetzung einer noch beweglichen Stapesplatte oft ein erheblich besseres Gehör; nicht immer, und auch bei demselben Fall nicht, gleichmässig, weil es nicht immer gelingt, jedesmal die wirksame Stelle richtig zu treffen. Es werden zwei Wirkungsarten zu unterscheiden sein, je nachdem noch beide Muskeln oder nur noch der Stapedius aktionsfähig sind. Ist das Trommelfell allein zerstört, so gelingt es, durch Unterlagerung oder Abdrücken des Hammerstiels diesen wieder in eine der Norm genäherte Stellung zu bringen und damit dem Tensor ein Widerlager für das Einwärtsrücken der sonst noch intakten Kette zu schaffen. Aehnlich können auch Einblasungen pulverförmiger Substanzen unter Umständen von demselben Erfolg für ein Besserhören begleitet sein. Fehlt hingegen der grössere Theil der Kette und ist nur ihr Endglied der Steigbügel mit seinem Muskel noch erhalten, so muss das elastische Wattekügelchen gerade auf das Steigbügelköpfchen gelagert werden. Dadurch wird der Steigbügel nach innen gedrückt, der Innendruck erhöht und den resonirenden Fasern, die in ununterbrochener Schwingung bis dahin waren, die nothwendige Erholung gewährt, indem sie zeitweilig ruhig gestellt werden, so lange bis durch Aenderungen des Zu- oder Abströmens des Schneckenwassers der Druck sich wieder ausgeglichen hat. Alsdann kann der Stapedius sich contrahirend wieder eine Druckverminderung hervorrufen, die durch Ansaugen der Schneckenfenstermembran diese für die Schwingungen der Resonanzfasern unnachgiebiger macht. Und wenn beim Nachlass der Contraktion das Wattekügelchen elastisch genug ist, seine frühere Form anzunehmen und den Steigbügel nach innen zu rücken, so ist damit ein Mechanismus gegeben, der annähernd vicariirend das frühere Muskelspiel der beiden Muskeln darstellt. Wie hier künstliche Prothesen, so scheinen mir in manchen Fällen auch spontan entstandene Synechieen, die vom Steigbügelköpfchen zur inneren Paukenwand ziehen, oder sogar geringe Exsudattropfen wirken zu können. Fehlt natürlich auch der Stapedius und ist der Steigbügel oder seine Platte allein noch vorhanden, so wird selbst unter der Voraussetzung ihrer Beweglichkeit, die Einlage eines Wattekügelchens, da sie nur eine einmalige und rasch wieder ausgeglichene Druckänderung hervorruft, ohne jeden Einfluss sein.

Unter diesen Gesichtspunkten müssen sich alle Verbesserungen therapeutischer Maassnahmen bewegen.

Als oberster Grundsatz bei allen operativen Eingriffen ist es zu betrachten, von dem vorhandenen verwerthbaren Mechanismus der Accommodation so viel zu erhalten, als vitale Indicationen irgend zulassen. Tenotomieen vorgenommen lediglich zu dem Zwecke durch Ausschalten der Muskelwirkung eine Hörverbesserung erzielen zu wollen, entbehren der Berechtigung. Und wenn bei chron. Eiterungsprocessen z. B. Bezold [1]) empfiehlt,

---

[1]) Bezold, Ueber den gegenw. Stand d. Ohrenhlkde. 95, S. 154.

die nothwendig werdende Operation zuerst auf die Entfernung des
Hammers eventuell mit dem Amboss zu erstrecken, und erst
dann, wenn die Eiterung auch dann nicht zur Heilung zu bringen
ist, zur Eröffnung des Antrum zu schreiten, so ist das ein nicht
zu billigender Rathschlag. Im Gegentheil muss in solchen Fällen,
wie aus praktischen Erfahrungen schon Jansen und Stacke[1])
riethen, zuerst die Eröffnung des Antrum und zwar mit möglichster Schonung der Knöchelchen vorgenommen werden.
Die Knöchelchen erkranken meist sekundär und heilen wieder
aus, wenn der ursächliche Eiterherd beseitigt ist; nur wenn die
Kette schon irreparabel unterbrochen und z. B. der lange Amboss-
schenkel zerstört ist, ist die Herausnahme von Hammer und
Amboss gestattet. Handelt es sich um andere, weder mechanisch
noch medicamentös zu beeinflussende Hindernisse der Accommo
dation, besonders bei Adhäsivprocessen nach abgelaufenen Mittel-
ohreiterungen, so sind diese operativ zu beseitigen und unter Umständen ein schon vorhandener Ausfall wichtiger Glieder der
accommodirenden Kette durch Einführung reizloser und genügend
elastischer Prothesen auszugleichen.

---

[1]) Verhandl. d. D. otol. Ges. Jena 97, Discussion, S. 140, 141.